Neue
Kleine Bibliothek 95

W0245618

Hans-Peter Waldrich

Perfect Body
Körperkult, Schlankheitswahn und Fitnessrummel

*Unter Mitarbeit von Esra Bozkurt
und Anne Landhäußer*

PapyRossa Verlag

I don't care if it hurts
I want to have control
I want a perfect body
I want a perfect soul

(Wahlspruch junger Frauen,
die Magersucht als Lifestyle
propagieren.)

© 2004 by PapyRossa Verlags GmbH & Co. KG
Luxemburger Str. 202, D–50937 Köln
Tel.:   ++49 (0) 221 – 44 85 45
Fax: ++49 (0) 221 – 44 43 05
E-Mail: mail@papyrossa.de
Internet: www.papyrossa.de

Umschlag: Willi Hölzel, unter Verwendung eines Bildes von
            Tremezza von Brentano, »Werbesommerwelt, zwei
            Männer und zwei Frauen, fragmentiert« (2003)
Satz: Alex Feuerherdt
Druck: Interpress

Die Deutsche Bibliothek – CIP-Einheitsaufnahme

Die Deutsche Bibliothek verzeichnet diese Publikation in der
Deutschen Nationalbibliografie; detaillierte bibliografische
Daten sind im Internet über http://dnb.ddb.de abrufbar.

ISBN 3-89438-276-7

Inhalt

1.
Das verachtete Fleisch

»Manchmal finde ich alles an mir ekelhaft...«

»Ich glaube, das Gefühl, das ich am häufigsten mir selbst gegenüber habe, ist ein quälender Widerwille, eine Art Ekel... Manchmal finde ich alles an mir ekelhaft, vor allem meinen Körper. Es gibt Zeiten, da sehe ich mich im Spiegel an und möchte den Spiegel am liebsten zerschlagen. Oft fühle ich mich so wertlos, dass ich nicht aus dem Haus gehen mag.« (1)

Eine junge Frau äußert sich so über sich selbst. Sie ist nur eine von vielen. Denn zahlreiche Untersuchungen zeigen unmissverständlich: Nur wenige Menschen mögen sich vorbehaltlos so, wie sie sind.

Vor allem der Körper ist die Zielscheibe intensivster Selbstkritik. Der Blick in den Spiegel scheint für viele eine qualvolle Sache zu sein. Er zeigt den meisten ein Bild, das sie ablehnen, inakzeptabel finden, ja hassen.

Das war nicht immer so. Die amerikanischen Psychologen Alan Feingold und Ronald Mazzella wiesen anhand von 222 Einzelstudien nach, dass sich die Körper-Unzufriedenheit bei Frauen innerhalb von 50 Jahren nach Kriegsende dramatisch gesteigert hat. Auch Ess-Störungen nahmen rapide zu. Anorexia nervosa (Magersucht) und Bulimie (Ess-Brech-Sucht) gab es früher kaum. Im genannten Zeitraum haben sie sich (ganz bestimmt kann man es aufgrund von Diagnoseunsicherheiten nicht sagen) möglicherweise nahezu verzehnfacht!

Aber unser Verhältnis zu unserem Körper ist zutiefst paradox: Während wir ihn hassen, ist er zugleich unser Idol. Kaum eine Kultur ist wie die unsere körperbesessen und körperfixiert. Was soll unser Körper nicht alles leisten! Er soll uns Selbstzufriedenheit ermöglichen, Sympathie und Liebe erwirken, er soll uns Erfolg und Ansehen verschaffen und als Lustobjekt taugen. Fitness, »Wellness«, Gesundheit erwarten wir von ihm, aber in aller erster Linie Schönheit. Denn unser

Körper ist unser Status-Symbol. Der beschriebene Widerstreit zwischen Körperhass und Körperkult scheint sich zuzuspitzen. (2) Auch die Männer sind in steigendem Maße davon betroffen. Ein Blick auf das »starke Geschlecht« zeigt, was sich geändert hat.

Bislang dachte man, wenigstens das »starke« Geschlecht akzeptiere sein Aussehen im Großen und Ganzen als Naturtatsache. Doch das war einmal. Während Männer noch vor zwanzig Jahren in der Regel nur wenig Körperbewusstsein zeigten, ihren mehr oder minder ausgeprägten Fettansatz um die Nabelgegend ignorierten, entdecken auch sie gegenwärtig zunehmend, wie hässlich sie sind.

Ein Psychiater-Team an der Harvard Medical-School (USA), das die zunehmende Körper-Verzweiflung der Männer in den USA und in Europa untersucht hat, stieß denn auch immer wieder auf das auch bei Männern weit verbreitete Eingeständnis: »Ich hasse meinen Körper!«

»Wenn ich im Fitnessstudio einen anderen Typen in meinem Alter mit perfektem Waschbrettbauch sehe, ist mein Tag versaut. Ich habe das noch nie jemandem gestanden, aber es gab Zeiten, in denen solche Erlebnisse mich so deprimierten, dass ich während der nächsten Stunde an nichts anderes denken und überhaupt nichts erledigen konnte«, – so das typische Zitat eines körperfrustrierten Mannes. Die Harvard-Psychiater bescheinigen ihm einen »Adonis-Komplex«. (3)

Eine britische Studie ergab, dass 29 Prozent von 500 befragten Männern unter 40 Jahren unglücklich sind, weil sie den Kampf gegen die Pfunde verlieren. 30 Prozent können sich wegen ihrer dicken Bäuche nicht mehr ausstehen. 23 Prozent leiden unter fehlendem Selbstbewusstsein, weil sie sich als zu wenig muskulös empfinden.

Was bei Frauen schon lange nachgewiesen ist, nämlich dass ihre Unzufriedenheit mit Körper und Aussehen während der letzten Jahrzehnte *anstieg*, wird jetzt auch bei den Männern aktenkundig. Im Jahre 1972 waren nach einer amerikanischen Untersuchung erst 15 Prozent der Männer mit ihrer *Gesamterscheinung* unzufrieden. 1997 hatte sich dieser Anteil fast verdreifacht. Jetzt benörgelten die Männer in nahezu ebenso großem Umfang ihre äußere Erscheinung wie die Frauen, deren Körper-Unzufriedenheit sich zwischen 1972 und 1997 von 25 auf 56 Prozent erhöht und damit mehr als verdoppelt hatte.

Auch etwas anderes zeigte die Studie: Früher standen Männer morgens auf, rasierten sich, putzten sich vielleicht die Zähne und waren dann vollständig vorzeigbare Männer. Heute ist das alles nicht mehr so einfach. 40 Prozent der befragten Männer opferten mindestens die Hälfte ihre Freizeit, um ihr Gewicht unter Kontrolle zu halten. 30 Prozent rauchten, um nicht zuzunehmen, 58 Prozent hatten eine Diät hinter sich, vier Prozent brachten sich gar zum Erbrechen, um nicht so dick zu werden – eine der unfeineren Methoden, die man bislang eher bei weiblichen Teenagern beobachtet hatte. »Neues Ernährungsverhalten, die Fitness- und Kosmetikwelle und das Modebewusstsein junger Männer sind unübersehbar«, so der Soziologieprofessor Dirk Kaesler von der Universität Marburg. Dieser Verhaltenswandel führe auch bei Männern immer häufiger zu Ess-Störungen. (4)

Unterdessen befasst sich nicht nur ein immer größer werdender Anteil der Menschen mit dem Abspecken, – die gesamte Gesellschaft hat etwas Magersüchtiges. Je größer der Einfluss des Körperideals auf die Selbsteinschätzung der Menschen – so fanden Wissenschaftler in einer 2002 veröffentlichten Studie –, desto gravierender die Unzufriedenheit mit dem Aussehen. Während in nicht-westlichen Kulturen die Beschaffenheit des Körpers kaum ein Thema ist, stehen die Menschen in den Industrienationen unter dem Diktat, schlank sein zu müssen. Ess-Störungen und Magersucht sind dafür ein Paradigma. Magersüchtige werden von einer tiefen Verachtung gegenüber ihrem Körper angetrieben. Sie nehmen ihn an die Kandare, hungern ihn aus, züchtigen ihn oft durch extreme sportliche Betätigung, und wenn sie schließlich zu Schrecken erregenden Gerippen zusammengeschrumpft sind, behaupten sie beharrlich, sie seien zu fett.

Gleichzeitig erleben Magersüchtige ihre Selbstzerstörung als »Triumph des Willens« (Stierlin). Sie glauben, sie seien Herr ihres Körpers. Sie richten ihn zu, formen ihn nach einem absurden Idealbild. Sie haben sich fest im Griff, Kontrolle ist ihnen alles, sie holen das Äußerste aus sich heraus, auch wenn ihr geschundener Körper eigentlich nichts mehr hergibt. Sollten sie jedoch auch nur ein einziges Gramm zunehmen, so bricht ihre Welt zusammen. Solange sie aber weiter abnehmen, kann sich kein christlicher Asket des dunklen Mittelalters mit ihnen vergleichen. Magersüchtige nehmen den Tod in Kauf, sie opfern ihrem unbarmherzigen Gott notfalls alles: Gesundheit, die Beziehungen zu andern Menschen, die Zukunft, das Leben.

Was ist das für eine Diktatur, die über die Magersüchtigen herrscht? Weshalb unterwerfen sich die meist jungen und mit allen materiellen Gütern versorgten Menschen einer solchen Fremdbestimmung? Und weshalb – eine unbegreifliche Paradoxie! – halten sie ihre Knechtschaft für den Gipfelpunkt der Freiheit?

Solche Fragen könnten heute an fast alle gestellt werden, an eine Unzahl Frauen und an sehr viele Männer. Die Mehrheit von ihnen weiß noch gar nicht, wie magersüchtig oder wenigstens essgestört, auf jeden Fall aber körperverdrossen und ewig unzufrieden sie ist. Was sich bei einer Minderheit als »Neurose« manifestiert, was bei ihnen aussieht wie das Privatproblem unglücklicher Kranker, ist in Wahrheit nur der berühmte Gipfel des Eisbergs.

Schlankheitswahn, Fitness-Sucht, exzessives »Body-Styling« – sie sind Ausdruck ein und desselben Symptoms, das eine viel allgemeinere Störung anzeigt: eine tiefgehende Unzufriedenheit mit der Art, wie wir heute leben. Wer verstehen möchte, woher Körperverdrossenheit und Körperkult der Gegenwart kommen, muss diese Lebensweise genauer betrachten. In der Art, wie wir unsere Körper zurichten, kommt verschlüsselt und doch deutlich zum Ausdruck, was daran nicht stimmt.

Die Körper-Schema-Störung

»Damals habe ich mich in der Tanzschule im Spiegel gesehen und fand mich unheimlich fett, besonders mein Doppelkinn, meinen Oberschenkel und meinen fetten Hintern. Ich brauchte keinen Beschluss zu fassen, alles ging wie von selbst: Morgens nur noch Joghurt, Tee und in der Schule Kaugummi am laufenden Band.« So die Aussage einer jungen Magersüchtigen. Von Magersüchtigen weiß man, dass sie sich immer als zu dick empfinden, auch wenn sie spindeldürr sind. (5)

»Kümmern Sie sich nicht um meinen Körper«, forderte eine Patientin ihren Psychiater auf, nachdem sie sich zum wiederholten Male mit Rasierklingen selbst verstümmelt hatte, »der ist nur wie ein Sack, der unter meinem Kopf baumelt, ich gäbe viel drum, wenn ich ihn loswerden könnte...« (6)

Es handelte sich um eine sogenannte Borderlinerin. Neben der Magersucht nehmen auch Borderline-Störungen in letzter Zeit zu, eine psychische Erkrankung zwischen Neurose und Psychose.

Aber nicht nur Magersüchtige und Borderliner, auch zahlreiche »normale« Frauen und Männer lehnen ihren Körper in fast schon pathologischer Weise ab. Dabei kommt es zu einem eigenartigen Phänomen: Wenn sie in den Spiegel schauen, können sie ihren Körper nicht so wahrnehmen, wie er ist. Sie sind zum Beispiel fest davon überzeugt, sie seien dicker, als sie es wirklich sind. Magersüchtige halten sich in der Regel im Bereich des Bauchs, der Hüften und der Oberschenkel für wesentlich fülliger, als es den Tatsachen entspricht.

Viele Menschen verzerren die Wahrnehmung ihres Körpers in oft schon grotesker Weise. Sie können einfach nicht erkennen, was sich ihnen im Spiegel zeigt. Psychiatrisch wird diese eigenartige Reaktion als »Körper-Schema-Störung« bezeichnet. Sie scheint heute fast schon üblich zu sein. (7)

Auch aus diesem Grund – weil sie im Spiegel stets ein verzerrtes Bild sehen – ist es kein Wunder, wenn viele ihren Körper als fremd, ja als bedrohlich wahrnehmen, als etwas, das ihnen von außen aufgezwungen wurde, mit dem sie sich jedenfalls nicht identifizieren. Und dieses fremde Etwas scheint sich niemals ihrem Willen zu fügen. Es führt ein Eigenleben und durchkreuzt sämtliche Erwartungen. Was sie auch immer tun, dieses widerspenstige Anhängsel wirkt abstoßend.

Diese Fehlwahrnehmung des Körpers ist schon lange bekannt. Nach dem deutschen Ernährungsbericht von 1992 überschritten nur 27 Prozent der Frauen ihr Normalgewicht, aber 46 Prozent stuften sich als *übergewichtig* ein. Eine spätere Untersuchung ergab, dass 95 Prozent der Frauen ihre tatsächlichen Körpermaße *überschätzten*. Ja sogar 45 Prozent der *untergewichtigen* Frauen hielten sich für übergewichtig!

Ein amerikanischer Psychologe legte Frauen verschiedene Körperumrisse vor und fragte sie, wie sie selbst nach eigener Einschätzung aussähen. Die meisten deuteten auf einen Umriss, der erheblich dicker war als ihr tatsächlicher.

Und wie sieht es aus, wenn Frauen einfach »*richtig*« sind, also schlichtweg so beieinander, wie es die gegenwärtigen Körperideale fordern? Schön dünn also? Sind sie nun endlich zufrieden?

38 Prozent jener Frauen, die über das sogenannte *Idealgewicht* verfügten, – so eine weitere Studie – wollten mindestens fünf Kilo weiter abnehmen. Von endlich erreichter Zufriedenheit also keine Spur. Blickten sie in den Spiegel, so empfanden sie sich als zu dick.

Doch es kommt noch besser: Als man sich auf jene Frauen konzentrierte, die ohnehin schon zehn Prozent *unter dem Idealgewicht* lagen, sahen sich auch davon noch 56 Prozent als zu schwergewichtig an. 25 Prozent der *Untergewichtigen* waren über ihren Leibesumfang so verzweifelt, dass sie mindestens weitere vier Kilo abnehmen wollten. Umfragen auf diesem Gebiet zeigen immer wieder: Wie dünn Frauen auch sind, mit ihrem Gewicht sind sie niemals zufrieden. Es darf immer noch ein wenig dünner sein. (8)

Diese Zahlen sind keine Einzel- oder Zufallsergebnisse. Ähnliche Befunde liegen aus vielen Industriestaaten vor. Noch betreffen sie vorwiegend Frauen, aber wie oben gezeigt: Männer holen auf!

Dünn, dünner, am dünnsten! Die Zahlen zeigen eine kollektive Obsession. Auch Männer dürfen – so verlangt es der Zeitgeist – kein Milligramm Fettgewebe tolerieren. Ihre Devise lautet: der Körper ist eine Muskelmaschine! Daher sind neben Gewichtskontrolle und Dauerdiät pausenloses Training, also »Fitness«, »Fitness« und nochmals »Fitness« angesagt. Zunehmend wird den Männern ein Körperbild aufgenötigt, das in der Regel nur mit Hilfe steroider Anabolika hergestellt werden kann: Waschbrettbauch und Muskelpakete. Dabei leiden auch Männer heute an der Verzerrung ihrer Körperwahrnehmung. Das folgende Beispiel verdeutlicht es.

Der große blonde Mann Anfang Dreißig arbeitete als *Personal Trainer* in einem Fitness-Studio südlich von Chicago. Durch unermüdliches Training und mit Hilfe von Anabolika verfügte er über so beachtliche Muskeln, dass er sogar gelegentlich Meister bei lokalen Body-Building-Wettbewerben wurde. Seine Körpergröße betrug 1,90 Meter. Bei einem

Gewicht von 122 Kilo hatte er einen Brustumfang von 132 und einen Bizeps von 50 Zentimetern.

Dieser Hüne von Mann gestand einem Psychiater, dass er ein Problem habe: er fand sich zu schwächlich. »Wenn ich in den Spiegel schaue, finde ich manchmal, dass ich wirklich mickrig aussehe, obwohl ich tatsächlich doch muskulös bin. Sie wären erstaunt, wie schwer es mir manchmal fällt, mich selbst davon zu überzeugen, dass ich kräftig bin.«

Immerhin wusste der Trainer wenigstens theoretisch, dass sein Körper fast nur noch aus Muskeln bestand. Er hatte ja auch eine Menge dafür getan und viel dafür riskiert. Aber es reichte nicht für ein Minimum an Selbstbewusstsein.

»Ich hatte Zeiten, da wollte ich nirgendwo hingehen, wo Leute mich sehen konnten, besonders nicht an Orte, wo ich mein Hemd ausziehen musste, wie am Strand oder im Schwimmbad. Und ich bin nicht der einzige Typ mit diesem Problem. Es gibt viele andere Jungs im Fitnessstudio, mit denen ich geredet habe und denen es genauso geht.« (9)

Harrison Pope, Katharine Phillips und Roberto Olivardia, Psychiater und Psychologen der Harvard Medical-School (USA), die dieses seltsame Verhalten bei Männern untersucht haben, bezeichnen diese grotesk unrealistische Einstellung gegenüber dem eigenen Körper als »Muskel-Dysmorphie«. Die Psychiater hatten ihre Daten in den USA und in Europa erhoben. Hinter der »Muskel-Dysmorphie« steht nach ihrer Auffassung die Unfähigkeit, ein angemessenes Körper-Selbstbild zu entwickeln und daraus folgend eine besessene Beschäftigung mit dem Thema Body-Styling. Da es dabei darum geht, mit Hilfe von Body-Building und zumeist auch von Anabolika an muskulärem Körperumfang *zuzunehmen*, handelt es sich nach Meinung der amerikanischen Psychiater um eine Art umgekehrte Magersucht. Der Magersüchtige möchte schrumpfen, der Muskelbesessene sich ausdehnen. Im Kontrast zur Anorexie wird diese Erkrankung auch als »Bigger-Exie« bezeichnet.

Pope und seine Mitarbeiter stufen die »Muskel-Dysmorphie« als Zwangsneurose ein. Ähnlich wie bei den Magersüchtigen nimmt sie den Betroffenen die Freiheit. Muskelbesessenen bleibt überhaupt keine andere Wahl, als ihre vermeintliche Schwächlichkeit durch zwanghaftes Training zu kurieren. Dabei gehen die amerikanischen Psychiater davon aus, dass in den USA wie auch in Europa eine große Zahl von Männern von diesem Problem betroffen ist. Aber wie auch bei ihren Ess-Störungen trauen sich Männer in der Regel nicht, Hilfe aufzusuchen, denn Männer, besonders, wenn sie stark sein wollen, haben einfach keine psychischen Probleme. (10)

2.
Die abgelehnte Natur

Körpersymbolik, der Kampf und die Abwehr

Körperverachtung, Körperablehnung und das seltsame Phänomen der Körper-Schema-Störung – dies alles bei gleichzeitiger exzessiver Beschäftigung mit dem Körper und dem Körperlichen: wie können sie erklärt werden, woher stammen sie? In dieser Form sind sie historisch einmalig. Nicht-westliche Kulturen kennen sie nicht in dieser Weise. Magersucht ist in Entwicklungsländern rar, bei schwarzen Amerikanern ist sie selten, auch in der ehemaligen DDR kam sie kaum vor. Wenn eine so deutlich körperzentrierte Neurose in manchen Kulturen fehlt, während sie in anderen rapide zunimmt, so liegt ein Zusammenhang zwischen dieser Körperneurose und bestimmten sozialen Lebensformen nahe.

Diese Erkenntnis ist freilich nicht neu. Dass Neurosen zeitgebunden sind, ist bekannt. Freuds »klassische« *Hysterie* beispielsweise ist heute kaum mehr auffindbar. Dafür existieren andere Formen seelischer Störungen, die es zu Freuds Zeiten nicht gab. Selbst Psychosen stehen im Verdacht, nicht so sehr Krankheiten »von innen heraus« zu sein, sondern eher das Erzeugnis bestimmter erwartungsgesteuerter Rollenspiele.

Diese »interaktionistische« oder »konstruktivistische« Deutung seelischer Erkrankungen mag gelegentlich etwas weit gehen. Aber sie verweist auf einen Gesichtspunkt, der allzu leicht übersehen wird. Wir neigen dazu, die kulturellen und sozialen Einflüsse, durch die wir geprägt wurden und werden, zu ignorieren. Sie bleiben uns zumeist unbewusst. Dagegen liegt es uns im wahrsten Sinne des Wortes näher, unsere Probleme und Verhaltensweisen auf stabile Persönlichkeitsmerkmale zurückzuführen. Eine zur Zeit mächtige biologistische Modeströmung unterstützt diese perspektivische Verengung. (11)

Andererseits muss das Ausufern neurotischer Haltungen gegenüber dem eigenen Körper, ja des modernen Körperwahns insgesamt, allgemeinere Ursachen haben, bei denen Genetisches mitwirken mag, die jedoch vorwiegend außerhalb der Individuen liegen. Wer dem Körperwahn verfällt, entfaltet nicht in erster Linie ein individuelles Problem, – er reagiert auf etwas, das ihm sein Kontext nahe legt. Und dieser Kontext ist gesamtgesellschaftlicher Natur und er hat mit Aspekten zu tun, die im psychologischen Zusammenhang häufig ausgeblendet werden, etwa dem der wirtschaftlichen Verhältnisse.

Hierfür ist es notwendig zu sehen, dass Körper Symbole sind. Körper sind nicht zufällig so, wie sie sind. Das »Substrat« des Körperlichen ist bei allen gleich. Von ihm ist weiter unten die Rede. Ins Auge springt in der Regel jedoch nicht dieses »Substrat«, sondern die Zurichtung, die als gesellschaftliche Formung zu verstehen ist. Dass Körper stets in bestimmter Präsentation auftreten und sich in dieser Drapierung gleichen, hat eine *Bedeutung*. Diese Zurichtung weist über sich selbst hinaus auf etwas Gemeintes, etwas Anderes. Körper wollen etwas sagen. So sind sie auch Teil der Symbolwelt und dadurch Mittel der Kommunikation, wenn auch oft einer verschlüsselten und wenig bewussten.

Und Körper sind das *Ergebnis* einer Kommunikation. Bis sie sich in dieser und keiner anderen Weise symbolisch verschlüsselt haben, ist ein oft jahrelanges »Gespräch« abgelaufen, auch wenn unter gegenwärtigen Bedingungen dieses Gespräch eher dem Monologisieren einer sanften Indoktrination gleicht. Am Ende jedoch steht der gegenwärtige Körper, der sich so präsentiert, wie er die Botschaften, mit denen er konfrontiert wird, verstanden hat und wie er seinerseits Botschaften signalisiert. Und das sind auch Botschaften des sozialen Rollenspiels, insbesondere Botschaften ökonomischer Verhaltensmuster, gewissermaßen Anweisungen über die Art und Weise, wie wir uns in dieser Gesellschaft sehen wollen und vielleicht sehen müssen.

Wenn uns Zustand und Präsentationsweise der Körper also symbolisch etwas über das Individuum sagen und noch mehr – wenn auch selten ausgedeutet – über eine Kultur, Gesellschaft, Ökonomie, so erzählt jeder Körper nicht nur eine individuelle, sondern auch eine *soziale* Geschichte. Er berichtet vom Schicksal eines Einzelnen, aber er erzählt auch, wie sich eine Kultur, eine ganze Gesellschaft, den Sinn des Lebens vorstellt, was ihr wichtig ist. Für Kleidung und Tracht als Präsentationsmittel der Körpers bestreitet dies niemand. Auch wo Kleidung und Tracht nicht mehr volkstumsgebunden sind, sondern als industriell hergestellte Massen-Trends aufgefasst werden müssen, ist die Bekleidungskultur immer noch Ausdruck gesellschaftlicher Beziehungen, wirtschaftlicher Interessen und konkreter Lebenszusammenhänge. Gesellschaftlich zu sein gilt also in allen Zusammenhängen auch für den Körper.

So sind es die Körper, die als sichtbare Teile des Ganzen in illustrativer Stellvertretung gewissermaßen Chiffren darstellen, deren angemessene Deutung die Situation einer Zeit, einer Epoche, einer historischen Form des Zusammenlebens erschließen. In ihnen steckt ein kollektives Thema, von dem sie »reden«. Wenn heute Köperverdrossenheit und Körperablehnung überhand nehmen, so fragt es sich, was denn dieses Thema sei, das hier im Körperlichen zum Ausdruck kommt. Entsprechend der komplexen Struktur des symbolisch Gemeinten mag die Antwort viele Aspekte haben. Die Intensität der Körperablehnung weist jedoch im ersten Zugriff darauf hin, dass hier etwas verleugnet wird. Von dieser Verleugnung muss zunächst die Rede sein.

Abwehr und der *Kampf* sind zunächst das Auffallendste heutiger Körpersymbolik. Viele Körper der Gegenwart sind eine lebendige Verneinung. Man könnte erwarten, dass ein Leib, sofern er nur gesund ist, einfach hingenommen wird. Der Zustand des Leibes könnte die selbstverständliche Voraussetzung und die vitale Basis von Lebenszufriedenheit sein. Dieses simple Verhältnis zur eigenen Physis ist aber gegenwärtig kaum mehr aufzufinden. Die Körper werden nicht vorgefunden, sind uns nicht »zugewachsen« oder einfach mitgegeben. Körper sind nicht mehr elementare Phänomene, sondern – so scheinen wir es zunehmend zu verstehen – das gerade Gegenteil: Sie sind »Instrumente«. Körper gehören in die Welt der Produkte, der Artefakte. Ihre Bezeichnung als »Body« spricht Bände.

Was aber wird abgewehrt? Was wird hier bekämpft? Die These lautet: Es handele sich schlicht um die Natur, die hier abgewehrt und bekämpft wird. Nun ist der Naturbegriff gewiss einer der am meisten umstrittenen. Die im Chaos der Ansichten beharrlich überlebende Vermutung, der Mensch habe überhaupt keine Natur, scheint andererseits ebenfalls eine inhaltliche Position zu sein: nämlich Ausdruck einer gesellschaftlichen Situation, die im Effekt nur noch das Künstliche gelten lassen möchte, das Gemachte, unter anderem den Körper als »Body«, als »Cyborg« oder als Computerding. Die »Natur« wäre in dieser Perspektive das technisch Erzeugte, damit freilich etwas, das den Begriff selbst konterkariert. Es zeigt sich jedoch, dass man einer Vorstellung davon, was die menschliche Natur sei, auch auf diesem Wege nicht entfliehen kann. Auch ein »Cyborg«, also das Gemachte und Künstliche, hat eine »Natur« – wahrscheinlich eine perfekte. Und gerade der gewaltige Aufwand, der betrieben wird oder zur genetischen Optimierung und Computerisierung des Menschen in Zukunft zu treiben wäre, zeigt, dass es, so verstanden, die »Natur« des Menschen sein müsste, etwas anderes *nicht* zu sein. Etwas offensichtlich Unangenehmes wäre hier beseitigt worden, zum Beispiel die notorische Hinfälligkeit des Menschen. Es steht uns frei, dieses Unangenehme und zu Beseitigende – eben weil es sich bislang so beharrlich immer wieder durchsetzte – und nicht das Gemachte unter dem vorläufigen Begriff der *Natur* zusammenzufassen. Von dieser Natur ist hier die Rede.

Die Natur in diesem Sinne äußert sich im Menschen – wie es scheint – in paradox gegensätzlicher Weise: Einmal macht sie uns zum Individuum. Das klingt nur gut und wird doch zumeist als beängstigend empfunden. Zum anderen bindet sie uns an das, was alle erleben, dem wir nicht entfliehen können, das, was allgemein-menschlich, was offenbar für alle notwendig und in diesem Sinne auch jedermanns Verhängnis ist. Die Rede ist von der Zeitlichkeit und der Anfälligkeit des Fleisches.

Auffallend ist zunächst die verblüffende Einförmigkeit modisch zugerichteter Körperlichkeit. Weltweit sehen sich die Menschen immer ähnlicher. Asiatinnen versuchen, ihre Augenform zu europäisieren, Afrikanerinnen wollen schlank sein und, wenn es denn möglich ist, hellhäutig und nicht zuletzt selbstverständlich blond. Irgendwie ist alles damit beschäftigt, die Tatsache auszuhebeln, dass Menschen von Natur aus, bei aller Gleichförmigkeit im Grundsätzlichen, ausschließlich in Varianten auftreten. Keiner gleicht dem anderen. Die Publizistin Ebba Drolshagen hat Recht, wenn sie bemerkt, dass es in unserer Gesellschaft als besonderes Verdienst gilt, ja als Beweis der Selbstliebe, wenn man aussehen möchte wie jemand anderes. (12) Schlimmer noch: Trotz des ewigen Geschreis, wie individuell und frei wir seien, möchte eigentlich niemand individuell und frei sein. Fast niemand achtet darauf, wer er denn *eigentlich* sei. Die Mehrheit lauscht angestrengt auf Botschaften von außerhalb, die von den ähnlich desorientierten Anderen kommen. Das ist das erste auffallende Merkmal des Körpers als Symbol: Er möchte sich nicht als Individuum zu erkennen geben.

Wenigstens auf der biologischen Ebene bleibt Individualität (vorläufig?) jedoch unvermeidlich. Ein Fingerabdruck wird in der Kriminalistik verwandt, weil es unmöglich ist, dass unter Milliarden von Menschen zweimal der gleiche vorkommt. Gesichtszüge sind stets individuell und verweisen auf eine einmalige genetische Kombination. Auch der Körper als Ganzes, als Gestalt: Er ist ganz Ausdruck eines unverwechselbaren Individuums, symbolisiert dessen Herkunft, sein Wesen, seine Geschichte. Von alledem weiß der moderne Körperkult wenig. Und wir setzen in großem Maßstab dazu an, Individualität auch biologisch auszuhebeln. Ob es je gelingen wird, bleibt (auch beim Klonen) glücklicherweise fraglich.

Doch es ist nicht nur unsere Eigenart, die uns zumeist stört. Unsere Körper-Natur zwingt uns in noch weitere Unzumutbarkeiten. Dem »principium individuationis« hat sie das strikte Gegenteil zugesellt: Nicht nur Individuum sollst du sein und das bis in die Fingerspitzen, zugleich sollst du in jeder nur denkbaren Form so sein wie alle anderen, ein restlos Allgemeines. Irgendwie ist es Schrecken erregend, was uns die Natur gerade in dieser Hinsicht zumutet: Zunächst die Tatsache, dass wir überhaupt dieses Stück Materie sind, das Stück Dreck, aus dem wir geformt sind und aus dem auch ein Goethe hervorkroch. »Erde zu Erde« verweist auf die kränkende Einsicht, dass uns der Körper *begrenzt*: Der Körper bindet uns an ein Geschlecht, er teilt uns limitierte Vorräte zu, an Vitalität, an Intelligenz, Schönheit und Gesundheit. Der Körper setzt uns Grenzen im Hinblick auf uns selbst und auf andere Menschen, im Hinblick auf unsere Erlebnisfähigkeit und unsere Verarbeitungsmöglichkeit. Er rationiert gewissermaßen das Kapital, das uns jetzt und in aller Zukunft zur Verfügung stehen wird. Seine »Grenzen des Wachstums« sind eng gesteckt.

Unter diesem Gesichtspunkt könnte man von der »Sinnlosigkeit«

des Körpers sprechen. Der Körper ist nicht nur in paradoxer Weise sowohl vollkommen individuell als auch vollkommen allgemein, – sein »Substrat«, sein Kern jenseits ideologiegebundener Zurichtung und Betrachtung, offenbart uns darüber hinaus seine irritierende Nutz- und Zwecklosigkeit. Sinnvoll erscheint uns alles, was wir in einen für uns plausiblen Erklärungszusammenhang einordnen können, insbesondere, wenn wir zeigen können, was man mit einer Sache machen kann. Unter diesem Gesichtspunkt ist der Körper nicht sehr ergiebig. Natürlich kann man mit dem Körper Arbeit verrichten und man kann Nachkommen zeugen. Aber in vielen Fällen fragt es sich, inwieweit das eine notwendig oder das andere jenseits des vierzigsten Lebensjahres noch von Bedeutung ist.

Seit ein paar hundert Jahren interpretieren wir unsere Welt in erster Linie ökonomisch. Sinnvoll erscheinen uns vor allem jene Dinge, die sich zur Verbesserung oder Vermehrung von irgend etwas anderem eignen. Dies ist gewiss auch ein altes Muster. Auch der Hindu, der positives Karma anhäuft, um im nächsten Leben auf höherer Stufe wiedergeboren zu werden, verfährt in dieser Weise. Nie zuvor in der Geschichte war dieses im weiten Sinne instrumentelle Denken jedoch so dominant wie heute. Der »Geist des Kapitalismus« (Max Weber) fragt beinahe überall: Cui bono? Wozu ist das gut? Was kann man damit machen? Und da zeigt sich, dass die Körper – jedenfalls im Endeffekt – zu überhaupt nichts gut sind. Sie sind einfach da, sie altern und sterben. Das ist alles.

Bei Licht betrachtet ist der Körper also ein Skandal: Während wir gelernt haben, dass alles, was nicht wächst und zulegt, im Verdacht steht, völlig ineffizient zu sein, richtet sich die biologische Entwicklungslinie des Körpers schon während des ersten Viertels der Lebensspanne grundsätzlich ins Negative. Ab jetzt wird abgebaut. Auch das ökonomische Rationalprinzip – längst Allerweltsmaßstab sinnvoller Lebensentwürfe – hat für den Körper keine Verbindlichkeit. Im Gegenteil: Während das Rationalprinzip vorschreibt, mit dem geringst möglichen Mitteleinsatz den größtmöglichen Gewinn zu erzielen, geht es im Körperlichen genau umgekehrt. Hier wird mit gewaltigem Verschleiß an »Investitionen« nichts weiter erzeugt als zu guter Letzt ein Häufchen

Elend. Wenn man die Tonnen an Nahrungsmitteln berechnet und den Ressourcenverschleiß eines langen Menschenlebens, so ist der »Output« zumeist nicht übertrieben eindrucksvoll. Irgendwie scheint der Körper eine Art »Nullmaschine« zu sein, also ein »Gerät«, das jede Anstrengung mittel- und langfristig in die Pleite führt. Jede Kalkulation endet notwendig in der Insolvenz. Dagegen stehen nun Versuche, diesen uralten Trend dennoch umzukehren. Gentechnische Optimierung, der Austausch und Neueinbau von »Ersatzteilen« und schließlich die Absicht, den gegenwärtigen Menschen generell durch eine wesentlich intelligentere und widerstandsfähigere Neukonstruktion zu ersetzen.

Bis es so weit ist, gelten jedoch noch die alten Wahrheiten: Der Körper unterliegt Zyklen. Er kennt keine unendliche Expansion. Die mechanische Erweiterung verweigert er. Der Körper »atmet«, nicht nur seine Lungen. Was er in Besitz nimmt, lässt er auch wieder los. Er entfaltet sich auf verschwenderische Weise aus der Verbindung eines Eis mit einer Samenzelle, und er organisiert sich, immer gegen Widerstände, zu einer hochdifferenzierten Gestalt und Individualität. Aber seine Entfaltung bleibt prekär. Sein Aufblühen ist zu jeder Zeit vom Zusammenbruch bedroht. Jeder Aufstieg geschieht nur am Rande des drohenden Absturzes.

Die Gesundheitsforschung deutet hier auf einen merkwürdigen Sachverhalt hin: Sie zeigt uns nämlich, dass die Existenz des Körpers ein sehr unwahrscheinliches Phänomen ist. Während der einzelne Organismus – je älter er ist, desto ausgeprägter – nichts anderes als ein überaus anfälliges System darstellt, einer verwirrenden Menge von zerstörerischen Faktoren und Stressoren ausgeliefert, entfaltet und erhält er sich dennoch eine Zeitlang gegen diese allgemeine Tendenz zum Chaos. Es wurde darauf hingewiesen, dass dieser Sachverhalt einem größeren Zusammenhang entspricht: Auch die Entstehung der kosmischen Rahmenbedingungen für die Entfaltung des Lebens sind ein sehr unwahrscheinlicher Vorgang. Der gesamte Kosmos ist auf den »Wärmetod«, auf den Endzustand allgemeiner Auflösung ausgerichtet (die sogenannte Entropie). Dennoch entwickeln sich Materie und Leben in einem paradoxen Prozess der Selbstorganisation (vorübergehend) zu immer komplexeren Einheiten. (13)

Aus der Sicht des Individuums ist die letztendlich destruktive Zielrichtung dieses kosmischen Prozesses jedoch eine recht befremdliche Angelegenheit. Irgendwie ist das Lebendigsein nur zu haben, sofern der Tod die Sense schwingt, zumindest jedoch an allen Ecken und Enden zur Vernichtung ansetzt. Gigantisch ist bekanntlich die ungeheure Verschwendung von Leben, wie sie die Natur betreibt. Befruchtungsvorgänge sind hier gute Beispiele. Auch lohnt es sich einmal daran zu denken, wie viele Menschen bereits gestorben sind, »damit« einige andere leben!

Wie auch immer: Der *letztliche* Zerfall jedes einzelnen Lebewesens kündigt sich immer schon an. Der Pfeil des Todes wird im Augenblick der Befruchtung abgeschossen, und er trifft jedes Individuum irgendwann mit Notwendigkeit. Defizitäre Prozesse, die der Entfaltung und Selbstorganisation entgegengerichtet sind, und eine Vielzahl von Erkrankungen sind Vorboten für den Einschlag des Todespfeils. Der normale menschliche Organismus ist »mulitmorbide«, was die modernen Diagnosemethoden immer eindringlicher zeigen. Wüsste man darum, wie oft im Leben man schon mit knapper Not dem Krebs entgangen ist oder einer lebensgefährlichen Infektion oder wäre man darüber informiert, welche Krankheiten bereits in aller Verborgenheit Siechtum und Tod »vorbereiten«, so wäre man von solchen Aussagen rasch überzeugt. Vollkommene Gesundheit ist eine Fiktion oder kommt nur sehr selten und in sehr jungen Jahren vor. Dennoch ist der Körper zumeist in der Lage, für eine begrenzte Zeitspanne dem Chaos des Körpers und der Welt nicht nur zu widerstehen, sondern es sogar in eine komplexe Form der Funktionsfähigkeit zu verwandeln.

Einer der Päpste der modernen Gesundheitsforschung, der verstorbene Israeli Aaron Antonovsky, sah in diesem Punkt eines der größten Probleme: *Wie* schafft es eigentlich der Körper, sich so lange der unübersehbaren Fülle von Stressoren zu widersetzen, *wie* erzeugt er immer wieder für einen limitierten Zeitraum aus Chaos Ordnung? Denn der Widerspruch zwischen äußerer und innerer Destruktion und der Selbstorganisation und Selbsterhaltung des Organismus ist ein nur schwer durchschaubares Paradoxon.

Eines jedoch ist deutlich: die Dynamik des Körpers ist in keiner

Weise auf letztendliche »Effizienz« gerichtet. Ein Sache macht dann für uns »Sinn«, wenn sie effektiv ist, und das bedeutet für uns zumeist, dass sie sich rentiert. Unter diesem Gesichtspunkt könnte die biologische Funktion des Körpers zu dem Trugschluss führen, wenigstens im Hinblick auf die Fortpflanzung sei er effektiv und rentiere sich. Aber stimmt das? Bei der Aussicht auf den endgültigen Wärmetod kann das kaum für die menschliche Gattung insgesamt zutreffen. Selbst die Spezies ist nur *vorübergehend* effektiv, dann geht sie unter. Und der Einzelne? Bezieht er seinen subjektiven Lebenssinn aus seiner Reproduktionsfunktion? Ist irgendjemand bereit, sich ernsthaft maßgeblich als Fortzeugungsapparat zu betrachten? Empfindet sich jemand als »ineffektiv«, weil er keine Kinder hat? Selbst Frauen sind heute den größten Teil ihres Lebens überhaupt nicht mit dem biologischen Anteil der Reproduktion beschäftigt, eine lange Strecke ihres Lebens auch nicht mit dem sozialen. Selbst den »Sinn« des Sexuellen erleben die meisten heute gänzlich losgelöst von der Frage des Kinderkriegens. Biologische Funktionserklärungen liefern also keinerlei wirkliche Antwort auf die Frage, welchen Sinn es mache, dass unser Körper so und nicht anders ist. »Effektiv« unter dem Gesichtspunkt der Nützlichkeit für etwas, das ihm von außerhalb Sinn gibt, ist er jedenfalls nicht.

Auch kann es nicht als besondere Leistung und damit als der »Sinn des Körpers« betrachtet werden, dass er in der Lage ist, sich selbst zu unterhalten, indem er Arbeit verrichtet. Unter sinnvoller Effizienz verstehen wir in der Leistungsgesellschaft doch eher, dass etwas »erzeugt« wird oder ein »Output« entsteht. Entspricht der Input genau dem Output oder – noch schlimmer – verschlingt das Mittel zum Zweck gewissermaßen diesen Zweck selbst, so mögen wir uns damit nicht so gerne anfreunden. Der Körper existiert aber, wie oben gezeigt, exakt nach diesem Prinzip.

Freilich wäre es möglich, sich mit dem Körper als eine Art »Spielzeug« anzufreunden. Doch wir haben Schwierigkeiten mit allen Dingen und Tätigkeiten, die einfach nur um ihrer selbst willen da sind. Wir bezeichnen sie als Tätigkeiten, bei denen »nichts heraus kommt«. Bei ihnen scheint uns eine Dimension zu fehlen, von der her wir nahezu manisch all unser Tun interpretieren: nämlich der Zweck. Zu diesen

Tätigkeiten gehört zum Beispiel das Tanzen. Im Grunde vielleicht der vollkommenste Ausdruck demonstrativer Zwecklosigkeit des Körpers wurde der Tanz bereits früh ins Reich des Instrumentellen gezogen: zum Beispiel als Regentanz zur »Erzeugung« von Regen. Heute tanzen wir etwa auf Wettbewerben, um Preise zu gewinnen. Wo professionell getanzt wird, beim Ballett, können wir die leistungsorientierte Instrumentalisierung des Körpers besonders eindrücklich beobachten. Für Berufstänzer ist der Körper gänzlich Erfolgsinstrument.

Dennoch ist der Tanz als *Spiel* nicht verschwunden. Spiele sind nur um ihrer selbst willen da. Sie taugen zu nichts anderem. Sie stehen deshalb in Gefahr, als »kindliche«, also im Prinzip unreife Verhaltensweise abgewertet zu werden. Sie zeigen aber etwas über die grundsätzliche Wahrheit des Organismus. Der Organismus hat, im Gesamtzusammenhang betrachtet, etwas Spielerisches. Er verfolgt keinen Zweck, hat – so gesehen – keinen Sinn.

Die in dieser Hinsicht für uns befremdliche Natur des Körpers zeigt sich natürlich besonders eindrucksvoll durch den Tod. Die vollendete »Sinnlosigkeit« der Körpers wird erst richtig deutlich angesichts einer Leiche. Früher waren Künstler und Philosophen nicht selten inspiriert worden durch die Verbindung des Todes mit dem Anblick der Schönheit. Da Menschen häufig sehr früh starben, kam es nicht selten zum Phänomen der »schönen Toten«, das man natürlich gerne bei Frauen zur Kenntnis nahm, wenn sie in der Blüte ihrer Jahre auch noch nach ihrem Dahinscheiden ein malerisches Bild abgaben. Die mögliche Ästhetik auch dieses Anblicks darf jedoch nicht darüber hinweg täuschen, dass die Natur hier eine eindeutige Sprache spricht: Auch die blühendste Jugend ist nur wie ein Tanz, der gänzlich zweckfrei wie um seiner selbst willen getanzt wird und – sollte zum Beispiel die Musik aufhören – auch plötzlich abrechen kann. Es ist ausgerechnet die Bibel, die diese vordergründig nihilistische Sicht zum Ausdruck bringt: »Oh Nichtigkeit der Nichtigkeiten! ... alles ist nichtig! Welchen Gewinn hat der Mensch von all seiner Mühe, mit der er sich unter der Sonne abmüht? ... Ich habe alles Arbeiten beobachtet, das unter der Sonne betrieben wird, und siehe da, alles war nichtig und ein Haschen nach Wind.«

Diese Einlassung des »Predigers« (1,1-17) im Alten Testament ist natürlich gänzlich vormodern gedacht und hat den später speziell im Protestantismus aufblühenden »Geist des Kapitalismus« noch nicht kennen gelernt. Der Akkumulationsgedanke, das heißt die Vorstellung, dass der Zweck jeder körperlich vermittelten Anstrengung in der Kapitalverwertung liege, wurde zunächst noch religiös gefasst und gab, wie Wirtschaftshistoriker zeigten, der Jenseitshoffnung der frühen Kapitalisten ein ganz handfestes Ziel. Sie glaubten, dass sie ihre Gottauserwähltheit durch wachsenden Reichtum nachweisen könnten. Unvorstellbar kontraproduktiv wäre dabei der Gedanke, dass das Leben lediglich »ein Haschen nach Wind« sei. »Zeit ist Geld«, hieß es, und je mehr Zeit ablief, desto mehr Geld sprang dabei heraus, ein vermittels der Zinseszinsrechnung leicht nachvollziehbarer Gedanke.

Mit dem Schwinden religiöser Deutungsmuster schwanden jedoch auch manche dieser kapitalistischen Sinndeutungen dahin. Die weniger begüterten Kreise hatten sowieso nie so richtig daran geglaubt. Welches Gut soll man vermehren, welches Kapital akkumulieren, wenn man weder über besonders viel Geld noch über religiöse Überzeugungen verfügt? An die »Religion« des Kapitalismus glaubt man in erster Linie, wenn man von ihr profitiert. Auch heute werden die wirklichen Profite nur von ganz wenigen abgeschöpft. Für den Großteil der Menschen macht der Gedanke der Kapitalakkumulation keinen anwendbaren Sinn. Aber es scheint so, als sei für viele Menschen heute der Körper ein solches Mittel der Sinndeutung. In ihm wird paradoxerweise das gesucht, was Welt und Überwelt ansonsten nicht mehr bieten können. Dem Körper wird damit indessen etwas zugemutet, das seinem eigentlichen Wesen widerspricht. Deshalb muss seine Natur, seine unausweichliche Realität, verdrängt werden. Diese Verdrängung bringt der gegenwärtige Körperkult zum Ausdruck.

»Schönheit«, aber reizlos

Die Symbolsprache heutiger Körper zeigt also zunächst die Ablehnung der Natur. Natur in diesem Sinne ist einerseits die radikale Individua-

lität des Lebewesens Mensch, zum anderen die Anbindung ans Allgemeine, deren fundamentale Wirkung die Begrenzung ist. Bereits diese
Paradoxie spricht jeder Perfektionierung unter technologischen Gesichtspunkten Hohn. Eine solche Paradoxie könnte man durch eine
Waage visualisieren: auf der einen Schale die individuelle Einzigartig-
keit, auf der anderen das, was uns in strengster Form zu Allgemeinwe-
sen macht. Der Gleichgewichtszustand der Waage wäre so etwas wie
das gelungene Leben, sowohl physisch als auch psychisch. Doch dieser antike (aristotelische) Gedanke von »Maß und Mitte« hat heute weniger Konjunktur denn je. Gleichgewichtszustände, Balance sind nur
dort erreichbar, wo Begrenzung eintritt – nicht nur eine antike, sondern auch eine systemtheoretische Binsenweisheit. Begrenzung ist jedoch kein Leitwert der Gegenwartskultur. In der Regel gilt die Devise: Vom Gleichen mehr! Dann fehlt die sogenannte »positive Rückkop-
pelung« und es kommt zu Aufschaukelungseffekten. Man kennt dies,
wo ein System (zum Beispiel ein See) plötzlich umkippt, weil immer
mehr vom Gleichen hinzugefügt wurde, ohne auf die Begrenzungen zu
achten, die eine an Maß und Mitte orientierte Natur vorgibt. Auch die
Magersucht kann als Aushebelung der Balance gedeutet werden. Die
Maßlosigkeit zeigt sich etwa darin, dass der Blick in den Spiegel nicht
als Korrektiv zur Bremse des krankhaften Essverhaltens wird, und
dass auch noch kurz vor dem Hungertod der Körper nicht mehr zurück meldet, wie der tödliche Aufschaukelungsprozess gestoppt werden könnte.

Ebenso deutlich wird die Verletzung der Balance durch den heutigen Umgang mit dem Körper, wenn man einen Aspekt wählt, der uns
in hohem Maße zu verbürgen scheint, dass wir es mit einem »natürlichen« Ausgangspunkt zu tun haben – gemeint ist die Sexualität. Zwar
ist bekannt, dass ein so über-offensichtlich natürliches Phänomen wie
die Sexualität ebenfalls in höchstem Maße kulturell definiert ist. Daher
ist Vorsicht angebracht, wo man sich in dieser Beziehung vorschnell auf
das Offensichtliche und Selbstverständliche beruft. Dennoch bleibt hier
zumindest ein greifbarer Rest, der nicht dem Gesellschaftlichen, sondern dem Biologischen zuzuschlagen ist. Dies betrifft unter anderem die
Frage: Was ist Attraktivität?

Die sogenannte Attraktivitätsforschung hat hier auf empirischer Basis überraschende Ergebnisse heraus gearbeitet. Dabei zeigt sich, dass das »*offizielle*« Attraktivitätsideal der Gegenwart den Normen vieler Kulturen und auch oft den *heimlichen* Vorstellungen von Männern und Frauen in unserer Gesellschaft zuwiderläuft. Durch den Körperkult wurden offenbar Regulierungsmechanismen ausgehebelt, die den »Entgleisungen« der eher künstlich vermittelten Maßstäbe für das Aussehen entgegenwirken könnten.

Die Folge ist der eigenartige Tatbestand, dass gegenwärtig die offiziell propagierten Schönheitsideale für Männer wie Frauen gravierend von den biologisch vorgegebenen Mustern *sexueller* Attraktivität abweichen. Deutlicher: »Schönheit« und naturgegebener sexueller Reiz sind in unserer Kultur nicht mehr identisch. Zwar glauben Männer und Frauen *unter sich*, dass sie, sofern sie sich dem Schönheitsideal angleichen, auch etwas für ihre sexuelle Attraktivität getan haben. Wie eine Vielzahl von zum Teil interkulturell ausgerichteten Untersuchungen zeigt, ist aber das Gegenteil der Fall. Befragt man Angehörige des *anderen* Geschlechts, stellt sich diese Annahme als Irrtum heraus. Männer und Frauen lassen sich offenbar von der Marktgesellschaft vorschreiben, wie man aussehen muss, um sexuell attraktiv zu sein. Was das jeweils andere Geschlecht in seiner Mehrheit wirklich für attraktiv hält, gerät gewissermaßen in Vergessenheit. So werden offensichtlich natürliche Bedürfnisse bekämpft, weil sie den verqueren Körperidealen im Wege stehen. Zwischen Männern und Frauen reißt dies einen zusätzlichen Graben auf. (14)

Sehen wir uns zunächst an, was das für die Männer bedeutet. Männer – so die Botschaft der Medien und der Vermarktungsstrategen – sollen glauben, Muskelpakete seien das Einzige, auf das Frauen schauen. Noch nicht jeder springt auf diese Botschaft an. Denn einer langsam entschwindenden »Tradition« entsprechend haben Männer es nicht nötig, ihren Körper als Statussymbol oder gefällige Verpackung anzubieten, jedenfalls nicht außerhalb des sexuellen Wettbewerbs. Hier ist jedoch eine deutliche Trendumkehr zu beobachten. »Traditionen« sind auch auf diesem Feld verschwunden, und für das Aussehen der Männer gibt es heute ebenso wenig verbindliche Maßstäbe wie für ihr

Verhalten. Wie muss ich aussehen, damit ich »in« bin, ist daher längst für alle Geschlechter eine nervenaufreibende Dauerfrage. Viele Männer sind deshalb unermüdlich mit der Ausbildung ihres Bizeps beschäftigt. An die zehn Millionen amerikanische Männer sind Mitglieder in sogenannten »Health Clubs«. Sie gaben im Jahr 1999 mehr als zwei Milliarden Dollar für ihre Mitgliedschaft aus, weitere zwei Milliarden für Heimtrainingsausrüstungen wie Gewichtsmaschinen oder Laufbänder. In rund 6.000 deutschen Studios stemmen, steppen und strampeln fast vier Millionen Fitnesswillige für den Körper ihrer Wahl. Sportstudios verzeichnen enorme Wachstumsraten. Im Jahr 2000 wurden hier rund 3,1 Milliarden DM umgesetzt. Aber vielen genügt ihre Aktivität im Studio noch nicht: Sie entwickeln Schuldgefühle, wenn sie nicht zusätzlich jeden Tag viele Kilometer joggen.

Unterdessen spricht man – und das nicht nur im Hinblick auf Männer – von einer Krankheit. Für manche ist das Fitness-Center zur zweiten Heimat geworden. Amerikanische Studios nennen sie die »Permanent Residents«, die ständigen Bewohner. Nun werden in Spitälern Abteilungen für Fitness-Süchtige eingerichtet. Vorreiter war im Eldorado der Fitten eine Privatklinik im kalifornischen Malibu bei Los Angeles.

Aber sind fitte und muskelgestählte Männer in den Augen der Frauen wenigstens schön? Umfragen zeigen nämlich, dass Männer sich der Fitness-Qual in erster Linie deshalb unterziehen, weil sie glauben anschließend sexuell besser zu landen. Aber ist das wirklich so?

Eher scheint es so, als seien die Anstrengungen beim Muskeltraining unter diesem Gesichtspunkt weitgehend überflüssig. Viele Frauen mögen kräftige Männer bevorzugen, aber in ihrer Mehrheit finden sie die mit Anabolika aufgemotzten Muskelpakete, wie sie häufig aus den Fitness-Studios entlassen werden, gar nicht reizvoll. »Wenn die meisten Frauen Muskeln in Wassermelonengröße überhaupt nicht attraktiv finden, warum versuchen dann so viele Männer, so muskulös zu werden?« fragen die amerikanischen Psychiater Pope, Phillips und Olivardia, die den bei Männern immer häufiger anzutreffenden »Adonis-Komplex« untersucht haben.

Das ist wirklich die Frage. Die Online-Dichterin Gitte Henneges höhnt denn auch über »Bodybuilders Seelenpein«: »Bist du schlaffe

Muskeln los, fehlt's oft in der Unterhos!« Aber da trifft sie einen anderen Nerv der gekränkten Männlichkeit. Männliche Impotenz nimmt schon deswegen zu, weil Männer immer noch glauben, sie würden in erster Linie an Umfang und Standfestigkeit ihres Glieds gemessen. Auch die Größe oder eher die vermeintliche Kleinheit des Penis ist deshalb ein wichtiges Objekt männlicher Körperverdrossenheit. 15 Prozent der Männer glauben, für Frauen sei der Penis das am meisten geschätzte Objekt der Begierde. In Wirklichkeit ist das aber nur bei zwei Prozent der Frauen der Fall. Männer kommen einfach nicht darauf, dass sich Frauen – wie Umfragen zeigen – viel eher durch männliche Gesäßbacken antörnen lassen. »Schmal und sexy« sollen diese sein. Aber auch dies ist offenbar nicht so wichtig, dass es über den sexuellen Erfolg entscheidet. Frauen scheinen über recht flexible Kriterien zur Beurteilung von Männern zu verfügen. Sicher aber sind Frauen in aller Regel wenig an einem Männertyp interessiert, der schon durch sein Äußeres zeigt, dass er offenbar an Komplexen leidet. Frauen mögen *Kompetenz*. Und Kompetenz drückt sich heute kaum mehr vermittels einer durchtrainierten Muskulatur aus.

Freilich entspricht der Irrtum, die gegenwärtigen »Schönheitsideale« seien ein Garant für sexuelle Attraktivität bei Männern einem älteren maskulinen Irrtum. Schon seit langem glauben die Männer, ihre »*Stärke*« imponiere den Frauen, ohne dass sie so recht wissen, was das ist. Während der langen menschheitsgeschichtlichen Phase als Jäger und über Jahrtausende, als Körperkraft für den Ackerbau und zur Abwehr von Feinden bedeutsam war, lag in der Muskelkraft ein klarer Evolutionsvorteil.

Längst sind diese Zeiten vorbei. Sollte »Stärke« Frauen noch imponieren, so sind – wie empirische Untersuchungen zeigen – darunter eher Intelligenz oder ein hoher sozialer Status zu verstehen. Während Männer in erster Linie zunächst auf die *äußere* Attraktivität von Frauen abfahren, sind Frauen hier also ein wenig differenzierter. Neben dem Äußeren beziehen sie offenbar von Anfang an noch weitere Beurteilungskriterien mit ein, wenn es um die Partnerwahl geht. Je weniger die Frauen darauf angewiesen sind, sich bzw. ihre Kinder durch Männer versorgen zu lassen, desto mehr werden sie die Qualitäten ihrer Partner in deren ganz persönlichen Vorzügen suchen. Hier ist vieles in der Wandlung begriffen. So mag in absehbarer Zeit jede Frau ihre eigenen Ansichten über »männliche Stärke« haben.

Vollkommen daneben liegen Männer heute jedenfalls, wenn sie meinen, »stark« zu sein, eben »männlich«, bedeute, mit der Faust auf den Tisch zu hauen oder – noch simpler – über gewaltige Muskeln zu verfügen. Aber genau dieser Fehlschluss wird den dafür Empfänglichen unter ihnen zunehmend von der Marktkultur nahe gelegt. Es bleibt abzuwarten, wie viele Männer auch in Zukunft daran glauben werden.

»So zaundürre Stecken kann ich nicht leiden...«

Auch Frauen werden zu Irrtümern darüber verleitet, was das andere Geschlecht als attraktiv empfindet. Schlank bedeutet für die meisten Männer eher vollschlank, erklärt die Psychologin Erica J. Miller von der Universität von New Mexico. Sie befragte 138 Männer, die in einer Partnerschaftsanzeige nach einer »schlanken Frau« gesucht hatten. Diesen legte sie nun Illustrationen von weiblichen Körpern vor, von extrem dünn bis übergewichtig, und fragte sie: »Wie soll die Traumfrau aussehen?«

Kein Mann wählte die extrem dünne Figur. Selbst jene, die ganz explizit nach einer »sehr schlanken Frau« suchten, entschieden sich für die dritt-dünnste Körperform. Alle anderen wünschten sich eine Partnerin, deren Körperform in der Mitte zwischen dünn und übergewichtig lag. Und damit wählten amerikanische Männer ein Aussehen, das die meisten Frauen schon nicht mehr als »schlank« bezeichnen würden, erklärte die Psychologin.

Devendra Singh, eine Professorin der Universität von Texas kam zu einem ähnlichen Ergebnis. Bei 106 getesteten Männern im Alter zwischen 18 und 22 Jahren stellte sich eine eindeutige Präferenz heraus: sie bevorzugten weder die dicken noch die sehr dünnen Frauen, sondern Frauen mit einem Durchschnittsgewicht. Eine 2002 veröffentlichte Studie eines internationalen Ärzte- und Psychologenteams hat dieses

Ergebnis noch einmal bestätigt. Und: Die von den Männern bevorzugte weibliche Idealfigur weicht von der von Frauen favorisierten deutlich ab. (15)

Die meisten hatten kein Interesse an einem »Knaben mit Titten«, wie die Publizistin Ebba Drolshagen das weibliche Schönheitsideal der Gegenwart nennt. Drolshagen bezeichnet die Körpernormen der Gegenwart als ein eher »homosexuelles Wunschbild, dem man Brüste, Schmollmund und ein paar Löckchen aufgeklebt hat, damit es nicht auffällt. Vor allem den Männern nicht.« (16) Es ist also auch mancher Frau klar, dass das Schlankheitsideal wohl kaum dem wirklichen Geschmack der meisten Männer entspricht.

In der Regel aber ist es anders: Die Vorstellungen der Männer und der Frauen weichen gravierend voneinander ab. Jeder hat etwas anderes im Kopf, wenn er an weibliche Attraktivität denkt. Wenn sich Frauen (nach zahllosen Diäten und sehnig durchtrainiert) für attraktiv halten, sind sie für Männer schon längst nicht mehr interessant! Männer trainieren sich übergroße Muskeln an und wirken auf Frauen schließlich abstoßend. Was die beiden Geschlechter in körperlicher Hinsicht wirklich voneinander erwarten, spielt keine Rolle mehr. In den Medien, durch welche die Körpervorstellungen der Gegenwart in erster Linie vermittelt werden, wird über solche Hintergründe (bis auf Ausnahmen) wohlweislich geschwiegen.

Man muss schon ins Internet schauen, um mitzukriegen, wie es wirklich aussieht. Da schreibt ein Mann fast schon verzweifelt über seine wahren Vorlieben: »Mollige Frauen sind einfach schön. Ich meine damit nicht, dass schlanke Frauen nicht auch ihre Reize haben. Aber so zaundürre Stecken, also mit denen kann ich nicht. Es ist nun mal so, wenn ich mich in eine Frau verliebe, dann ist es mir egal, ob sie schlank oder mollig ist. Nur in so Klappergestelle verlieben, das gelingt mir nicht. Im Gegensatz zu Molligen oder sagen wir einfach Frauen, die etwas auf den Rippen haben. Es ist auch ein Unterschied, ob mollig oder dick.«

Was der Volksmund so von sich gibt, findet manchmal eine Stütze in der Wissenschaft. Ganz allgemein sind die Experten der Auffassung, dass der Schlankheitswahn etwas Unnatürliches sei, zumindest etwas Kurioses. »Einige unserer kulturell bestimmten Schönheits-Ideale widersprechen sogar der evolutionären Theorie«, so der Psychologie-Redakteur der *New York Times* Daniel Golemann. »Denken wir nur an unser Faible für die Schlankheit. Die Anthropologen sagen uns, dass in fast allen früheren Epochen die Dicken und nicht die Dünnen als Ausbund von Gesundheit und Attraktivität galten. Ein fetter Körper war eben die beste Methode, Energievorräte für die Zeiten des Mangels und des Hungers anzulegen, und auch heute noch gilt eine bestimmte Üppigkeit als Anzeichen für Gesundheit.« (17)

Auch wenn man Golemann hier vorwerfen kann, dass sich die Zeiten eben geändert hätten und man nicht mehr fett sein müsse, um über den Winter zu kommen, bleibt doch die Tatsache, dass der Schlankheitswahn eine Anomalie ist.

Die amerikanischen Sexualwissenschaftler C.S. Ford und F.A. Beach untersuchten 1951 190 Kulturen im Hinblick auf ihre Schönheitsideale. Die meisten Kulturen fanden damals eher mollige Frauen attraktiv als schlanke. Also nicht nur die Araber und Türken! G.P. Murdock und D.R. White fanden 1980, dass immerhin noch die Hälfte von 62 untersuchten Kulturen dicke Frauen bevorzugten. Und dies, nachdem sich eine weltweite Schlankheitspropaganda verbreitet hatte! Eine kulturvergleichende Studie, die 2002 veröffentlicht wurde, konnte eindeutig zeigen, dass »westliche« Gesellschaften extreme Schlankheit propagieren, Gesellschaften im Übergang dies nicht ganz so streng sehen und eher traditional orientierte Kulturen das Füllige mögen.

Für die Vergangenheit gilt die Vorliebe für das Mollige sowieso. Schon Schopenhauer war vor 150 Jahren, ganz im Sinne seiner Zeit, der Meinung, dass man bei der Auswahl einer Frau auf eine »gewisse Fülle des Fleisches« achten müsse. Dies verspreche dem Fötus reichlich Nahrung. Große Magerkeit wirke abstoßend. Aber Angelika Grauer und Peter Schlottke treffen in ihrem Buch über den Wandel der Schönheitsideale den Nagel auf den Kopf, wenn sie urteilen: »dass eine Frau, die vor 100 Jahren eine gefeierte Schönheit war, in die Gegenwart versetzt, Gefahr liefe, von ihrem Arzt eine Abmagerungskur verordnet zu bekommen.« (18)

Dabei ist der Gedanke, eine gewisse Fülligkeit könne mit Fertilität zu tun haben, gar nicht so weit hergeholt. Fett bei Frauen befördert ihre

Fruchtbarkeit. Fett speichert nämlich Sexualhormone. Zusätzlich wandelt das Fettgewebe Androgene, also männliche Hormone, in weibliche Hormone (Östrogene) um, weshalb dickere Frauen in diesem Sinne »weiblicher« sein müssten.

Die Probe aufs Exempel zeigt sich an folgenden Tatsachen: ein Mädchen im Alter von 18 Jahren und bei einer Größe von 165 Zentimetern muss mindestens 49 Kilo wiegen, bevor ihr Zyklus einsetzt. Wenn sie sehr viel Sport treibt, hungert und Fett verliert, setzt ihr Zyklus automatisch aus, ein Vorgang, der bei vielen Extremsportlerinnen zu beobachten ist und bei Magersüchtigen. Studien zeigen darüber hinaus, dass bei stärkerem Gewichtsverlust durch Diäten häufig auch die sexuellen Bedürfnisse zurückgehen. Auch gibt es Hinweise darauf, dass dickere Frauen sexuell aktiver sind als dünnere. (19)

So belegt die Biologie, was sich den Augen des Mannes auf ganz natürliche Weise zeigt: Ein paar »Kurven«, wo sie hingehören – das könnte bedeuten, dass sich ein Annäherungsversuch lohnt.

Interessant ist die Tatsache, dass die meisten Frauen gewissermaßen ohne ihr Zutun, also ganz von Natur aus, diesen Vorstellungen der Männer entsprechen. Wie sollte es auch anders sein, denn die Evolution hat dafür gesorgt, dass die Erwartungen im Durchschnitt aufeinander passen.

Zutreffend schreibt der Sozialwissenschaftler Bernd Guggenberger in seinem Buch über »Schönheit als soziale Macht«: »Das durchschnittliche Wunschbild des Mannes für die ›Idealfrau‹ unterscheidet sich gar nicht so sehr vom *tatsächlichen* weiblichen Durchschnittsbild.« (20)

So *sind* viele Frauen bereits schön, ohne es zu wissen. Sie rackern sich ab, um so zu werden, wie sie es in den Medien und der Werbung vorgeführt bekommen. Sie glauben anderen Frauen, die ihnen von allen möglichen Diäten berichten. Aber sie glauben nicht den Männern, für die sie nicht selten gerade so richtig sind, wie sie bereits aussehen.

Es klang durchaus glaubhaft, als die Boulevardpresse im Sommer 2001 meldete, die Ehe zwischen dem »Titanic«-Star Kate Winslet und Jim Threapleton sei auch deshalb in die Brüche gegangen, weil Kate Winslet 25 Kilo abspeckte, während ihr Mann sie gerade so mochte, wie sie war. Frauen wollen einfach nicht glauben, dass sie *von Natur aus* attraktiv sind! Einen durchschlagenderen Erfolg des Schlankheits-terrors kann man sich nicht vorstellen.

Weshalb also dieses ganze Theater um die »Fettpölsterchen« und die »Pfunde«? Manchmal fragt man sich, wie viele attraktive Frauen sich mit völlig überflüssigen Diäten abquälen oder einem Fitnesstraum hinterher rennen, der auf Irrtümern beruht oder bereits Vorbote einer psychischen Erkrankung ist. Freilich mögen manche Männer ein wenig schizophren sein im Hinblick auf das Eingeständnis ihrer wahren Vorlieben. Der Sängerin Helen Vita wird folgender Spruch nachgesagt: »Alle Männer möchten zwei Frauen haben: eine schlanke, mit der sie angeben, und eine mollige, mit der sie sich abgeben.«

Dennoch entspricht die ständige Propaganda für das Abnehmen und Diät halten kaum den wirklichen Präferenzen der meisten Männern. Und dabei ist gar nicht von den vielen Männern die Rede, die sehr üppige, ja manchmal sogar ausgesprochen dicke Frauen bevorzugen. Diese gibt es nicht nur im Orient! Die Attraktivitätsforschung zeigt, dass Menschen zumeist die mittlere Ausprägung bestimmter körperlicher Merkmale bevorzugen. Das gilt für beide Geschlechter. Die Extreme finden zwar auch ihre Liebhaber, aber eben seltener als die »goldene Mitte«. Diese goldene Mitte ist aber die Realität um uns herum. Einige Menschen sind übergewichtig und eine Menge sind untergewichtig. Aber im Mittel erzeugt die Natur ganz von selbst genau das »Idealgewicht«, wie es die Evolution vorgesehen hat.

Frauen im Rollen-Spagat

Wenn die Natur in einem so entscheidenden Punkt wie der sexuellen Attraktivität überspielt wird, wenn es heutigen Frauen und Männern wichtiger ist, einem kulturell vermittelten Ideal zu entsprechen als sexuell zu gefallen, so müssen bedeutsame Gründe dahinter stehen. Weshalb bemühen sich Menschen darum, sich so weit zu entstellen, bis sie als Sexualpartner uninteressant werden? Was treibt sie zu einem so widersinnigen Verhalten? Es muss sich um Beweggründe handeln, die noch entscheidender sind als das Bedürfnis nach sexuellem Erfolg.

Betrachten wir das Problem zunächst für das weibliche Geschlecht und hier in erster Linie im Hinblick auf die Altersklasse zwischen 15 und 35 Jahren, denn auch der Körperkult der Gegenwart, insbesondere der Schlankheitswahn, bezieht sich vorwiegend auf diese Gruppe.

Das heranwachsende junge Mädchen sieht sich vor einer zweifachen Aufgabe. Es soll einerseits einmal Hausfrau und Mutter sein. Diese traditionelle Anforderung wird immer noch an Mädchen gestellt, zwar nicht mehr so ausdrücklich wie früher, aber sie ist zumindest implizit immer noch eine Selbstverständlichkeit. Andererseits sollen insbesondere Mädchen aus den Mittelschichten so wie die Männer auch eine berufliche Karriere anstreben und diese auch erfolgreich verwirklichen. Der Soziologe René König (1906-1992) hat diese Erwartung einmal »schizoid« genannt, und damit ist sie gut charakterisiert. Die »schizoide Stellung der Frau« in der Gegenwart führt in den allermeisten Fällen zu der Zerrissenheit eines nahezu pathologischen Rollenspagats, der fast Unvereinbares zusammen zwingt. Es fragt sich nur, welche Rollenerwartung im Zweifelsfalle die dominierende ist, und da scheint zunehmend das Karriereziel auch für Frauen das Thema Nummer eins zu werden.

Diese Übernahme einer vormals alleine dem männlichen Geschlecht vorbehaltenen Orientierung durch die Frauen ist nach der Überzeugung mancher Fachleute eine wichtige Bedingung des modernen Körperkults sowie auch der sich verbreitenden Ess-Störungen.

»Zum erstenmal seit Menschengedenken wird von jungen Frauen erwartet, dass sie eher wie ihre Väter als wie ihre Mütter werden«, charakterisieren Susan und Wayne Woodley von der Klinik für Ess-Störungen am *Medical College* der Universität von Cincinnati diese Situation. Die Psychologinnen sind davon überzeugt, dass Magersucht und Bulimie heute auch deshalb so gehäuft auftreten, weil junge Frauen unter dem Druck stehen, auch das männliche Rollenmodell zu verwirklichen, also »*stark*« zu sein. (21) Sie sollen Frauen werden und sich zugleich an Verhaltensnormen anpassen, die eher dem Kanon maskuliner Handlungsmuster entstammen. Es sind dies Verhaltensmerkmale, die der Bedingungsstruktur der Gesamtgesellschaft entsprechen, die immer ausschließlicher durch Arbeit und Konsum geprägt wird und immer weniger Raum für »private« Werte lässt, wie sie früher einmal im familiären Rahmen gepflegt wurden. So kommt heute zum Beispiel niemand mehr ohne *Durchsetzungsfähigkeit* aus oder ohne ein hohes Maß an aggressiver *Aktivität*. Diese bislang mehr dem »männlichen« Eigenschaftsspektrum zugeordneten Fähigkeiten sind längst zu Überlebensbedingungen für alle geworden und dies weitgehend ohne Rücksicht auf das Geschlecht. Dadurch werden die Geschlechtergrenzen aufgeweicht, es findet eine Vereinheitlichung der Geschlechterrollen unter der Dominanz bislang »maskuliner« Werte statt.

Völlig absurd ist es natürlich, aus solchen Überlegungen die Konsequenz »zurück an den Herd!« zu ziehen. Darum kann es nicht gehen. Das Problem besteht darin, dass Frauen aufgrund ihrer biologischen Funktion stets mehr an die natürlichen Voraussetzungen des Lebensvollzugs gebunden bleiben. Männer können sich zumindest zeitweilig einbilden, sie seien davon unabhängig. Wird den Frauen also ein »maskulines« Lebenskonzept aufgenötigt, so geraten sie gewissermaßen ins Schleudern. Männer können ja eine Zeitlang so tun, als gehe es im Leben einzig um Umsatz, Dividenden oder eine noch raffiniertere Technologie. Oft fällt es nicht auf, wenn sie im Grunde mit ihrer Arbeit verheiratet sind. Wollten sich Frauen in der gleichen Weise verhalten, müssten sie auf Kinder verzichten. Es gibt nicht wenige Frauen, die sich bereits so entscheiden.

Dennoch ist auch hier der Rückweg verstellt. Durch die Emanzipationsschübe der letzten Jahrzehnte haben Frauen in vieler Hinsicht aufgeholt, während sich die Männer weniger veränderten. Dabei waren die Frauen aber genötigt, sich in die *vorgegebenen* Muster einzufügen, und die waren eben nicht von Frauen aufgestellt oder maßgeblich mitgestaltet worden. Die grundlegenden Strukturen der gegenwärtigen Wirtschaftsgesellschaft wurden von Männern entworfen und aufgerichtet, wobei die enorme Eigendynamik der modernen kapitalistischen Marktgesellschaft ihrerseits auch die Männer geprägt hat, die ohne einen zweckmäßig »femininen« Einschlag in Form marktorientiert flexibler Anpassungsfähigkeit nicht auskommen.

So heißt es gegenwärtig für Männer wie für Frauen, sich an existie-

rende Verhaltensstrukturen anzupassen, und die sind in unserer Gesellschaft eben eher »männlich«. Einen Konzern unter dem Konkurrenzdruck einer »knallharten« Geschäftswelt regiert man nicht mit dem
sanften Verständnis einer guten Mutter, sondern unter Umständen mit
der (geschickt getarnten) »eisernen Faust«. Das ist geschlechtsneutral
und gilt als »sachgemäß«.

Weil die kapitalistische Marktgesellschaft die Bedingungen vorgibt,
bedeutete Emanzipation daher auch in hohem Maße »Vermännlichung«. Feminines ist lediglich als Anpassungsbereitschaft gefragt. Das
eigentlich Weibliche muss abgestreift werden, wenn *frau* Erfolg haben
möchte. Ob man das Emanzipation nennen sollte, ist zumindest frag-
würdig. Das Weibliche landet weiterhin in der Rumpelkammer defizi-
tärer Erlebnisweisen. Weiblichkeit ist nach wie vor kein Kulturwert.
»Die Zukunft ist weiblich oder gar nicht!« mag daher noch als Graffi-
to an einzelnen Betonwänden stehen, es gerät jedoch in Vergessenheit,
was denn mit diesem »weiblich« gemeint sein könnte.

Susan und Wayne Woodley haben Recht, wenn sie einen *maskulinen* Imperativ hinter den Reaktionsweisen von Magersüchtigen und
Bulimikerinnen sehen. Magersüchtige legen ihre Weiblichkeit gewissermaßen auf Eis, indem sie ihren Körper nur noch unter Leistungsge-
sichtspunkten betrachten. Sie verzichten auf Sexualität, ihre Regel setzt
aus, weibliche Reize verschwinden. Die Zwanghaftigkeit ihres Verhaltens entspricht, so scheint es, derjenigen eines frühkapitalistischen Lei-
stungsneurotikers, der mit unvorstellbarer Disziplin und »innerweltli-
cher Askese« (Max Weber) gigantische Unternehmen aufbaute. John
Davison Rockefeller (1839-1937) war einer von ihnen. Er gönnte sich
persönlich überhaupt nichts und arbeitete nur. Aber der Vergleich hinkt,
weil sich Rockefeller – obgleich angemessen hager – keineswegs zu
Tode hungerte, sondern fast hundert Jahre alt wurde. Ebenso zwang-
haft in seinem Verhalten unterlag er noch nicht dem eigenartigen narzisstischen Fehlschluss, das Hauptkapital, das es zu vermehren gelte,
sei der eigene Körper.

Heute glauben jedoch viele Frauen, ihr Körper müsse in ein unifor-
mes Kampfinstrument verwandelt werden, durch das sie ihre Kontrolle
und ihren Erfolg demonstrieren. Im Unterschied zu den Männern

entspricht das Modell dieses Instruments jedoch nicht der Biologie des eigenen Geschlechts, sondern derjenigen des anderen! Kaum mehr erstaunlich ist es daher, wenn Frauen ihre natürlichen Rundungen bekämpfen und eine bis vor kurzen den Männern vorbehaltene Erkrankung übernehmen: nämlich eine Art feminine »Muskel-Dysmorphie«. Dies ist historisch und kulturell eine gewiss einmalige Erscheinung: Frauen werden von der Furcht geplagt, über zu wenig Bizeps zu verfügen! Sie befürchten, ohne ausreichende Muskelmasse als schwächlich zu erscheinen. Zunehmend strömen Frauen in die Fitness-Zentren, um es im Krafttraining den Männer gleichzutun. So streben viele Frauen nicht nur danach, dünn zu sein, gleichzeitig wollen sie drahtig, durchtrainiert und muskulös wirken.

Auf diese Weise wird die »schizoide Stellung« der Frauen noch weiter verschärft. Männern mag es leichter fallen, ihren Körper als Leistungsorgan zu betrachten. Sie mögen für aktiven Dauereinsatz die besseren physiologischen Voraussetzungen aufweisen, jedenfalls sind sie (historisch gesehen) schon länger daran gewöhnt, in erster Linie Arbeitsleistung erbringen zu müssen. Dennoch ist nicht zu übersehen, dass gerade das »Idealmodell« erfolgreicher Männlichkeit ebenfalls ein ausgesprochen pathologisches ist und – wie einschlägige Studien zeigen – sowohl die Herzkranzgefäße belastet als auch insgesamt die Lebenserwartung verkürzt.

Die Übernahme des männlichen Leistungsmodells durch die Frauen und der Versuch, dieses Modell auch körperlich zu repräsentieren, scheint daher noch deutlicher zu einer Überdehnung der natürlichen Möglichkeiten zu führen. Insbesondere Ess-Störungen sind extreme Anstrengungen und kaum zu überbietende Belastungen, deren gesundheitliche Folgen lebenszeitlich gravierend sind.

3.
Der Leib als Ware

Das Körper-Ding

Der Körper als Symbol einer Ablehnung und Abwehr, der Körper als die verweigerte Natur ist, wenn er sich konsequent dem Natürlichen entgegenstellt, nichts anderes als ein Artefakt. Er kann dann in Teile zerlegt und am Markt zum Verkauf angeboten werden.

Ein Beispiel mag dies illustrieren. Die laut der Deutschen Presseagentur »durch ihre Oberweite bekannte« Münchnerin Rosemarie Heinicke verhökerte Plastik-Abgüsse ihres Busens. Als »Rosy-Rosy« hatte sie sich Anfang der siebziger Jahre in der damals aufblühenden Porno-Branche einen Namen gemacht – einen Markennamen. Sie war eine der ersten, die entdeckte, dass Sexualität sich glänzend verkaufen lässt, wenn man die Erregung gewissermaßen neutralisiert und aus der zwischenmenschlichen Beziehung herausholt, indem man ihr ein Ersatzobjekt bietet, das eine umstandslose Abreaktion ermöglicht. Nach ihr kamen Beate Uhse und nach Beate Uhse viele andere. Unterdessen werden Porno-Konzerne an der Börse gehandelt, unsere Ersparnisse »arbeiten« auch dort, die Produktionen stehen über das Internet jedem jederzeit zur Verfügung, auch den Kindern.

Auch *Rosy-Rosys* Idee aus den Siebzigern hat Schule gemacht. Heute ist es eine Selbstverständlichkeit, dass der entsprechend interessierte Kunde in den sogenannten Erotik-Shops die bekannteren Porno-Darstellerinnen auch als aufblasbare Puppen kaufen kann oder doch wenigstens einzelne ihrer Körperteile, sofern sie für einschlägige Zwecke brauchbar sind. Unterschiedliche Firmen wetteifern dabei um die Erzeugung immer perfekterer Illusionen, deren Wirksamkeit mehr oder weniger von der Material-Qualität der verwendeten Kunststoffe abhängig ist. Auch die pornographische Darstellung selbst zeigt eine auffallende Fixierung auf einzelne Körperteile, die dann etwa im Mittelpunkt spezieller pornographischer »Fachzeitschriften« stehen.

Rosy-Rosy aber bekam damals Schwierigkeiten. Nicht etwa aus moralischen Gründen – kommerzialisierte Sexualität empfand man schon damals kaum mehr als anstößig – , sondern weil die um Marktanteile fürchtende Konkurrenz sich ärgerte. Ein Pforzheimer Textilversandhaus behauptete vor Gericht, es vertreibe bereits seit 22 Jahren Sex-Wäsche mit dem Namen »Rosy«. Verwechslungsgefahr sei gegeben. Die vierte Kammer für Handelssachen des Darmstädter Landgerichts wies allerdings die Klage der Firma ab.

Der Fall *Rosy-Rosy* ist kennzeichnend für die Totalisierung der Warengesellschaft. Waren sind für uns das Gewöhnlichste und Selbstverständlichste. Sie pflastern unseren Alltag und sind sogar das Material, aus dem wir unsere Weltanschauungen und Träume zusammensetzen. Eine Welt ohne Waren, ein Winkel ohne Käufliches sind für uns schlicht nicht mehr vorstellbar. Dabei haftet jeder Ware, und nicht nur *Rosy-Rosys* Busen, stets ein Hauch von Prostitution an. Jede Ware pflegt den »schönen Schein«, den Wolfgang Fritz Haug in seiner »Kritik der Warenästhetik« so einschlägig analysierte. (22) Jede Ware *präsentiert* sich, jede Ware entblößt sich in lasziver Eitelkeit. Doch welche Strecke auf dem Weg zur Erfüllung dadurch wirklich zurückgelegt wird, steht auf einem anderen Blatt. Jede Ware verspricht Wunscherfüllung, aber es bleibt offen, ob sie ihre Versprechungen einhält. Hat die Zahlung erst stattgefunden, stellt sich häufig die Desillusionierung ein.

Doch die Ware als Ware entsteht gerade durch die vorausgegangene Illusion. Verwertbar an ihr ist – vom Gesichtspunkt des Verkäufers aus gesehen – in erster Linie das, was den Kunden verführt. Deshalb investieren Markenfirmen heute in erster Linie in die Imagepflege. Der Zweck der Ware liegt in der Auslösung eines Reflexes, dem Griff zum Portemonnaie. Ob noch ein Nutzeffekt eintritt, ein Gebrauchswert existiert, ist auf der Anbieterseite unter Vermarktungsgesichtspunkten prinzipiell gleichgültig. Mehr noch: Aus der Sicht des Anbieters ist das Bedürfnis des Kunden nach etwas Nützlichem eher ein Absatzhindernis, das dem Käufer ausgeredet werden muss. Viel lukrativer lässt sich im Trüben unterschwelliger Wunschphantasien fischen, um deren Aktivierung sich die gigantisch aufgeblähten Marketingabteilungen kümmern. Auch gilt schon lange die Regel, dass eine haltbare Ware ein schlechte

Ware ist. Durch »geplanten Verschleiß« und »eingebaute Alterung«
gelingt es jedoch regelmäßig die mögliche Lebenserwartung eines Ge-
brauchsgutes zu reduzieren.

Der Verwertbarkeit steht dieses Absinken des Nutzens offenbar
kaum im Wege. Häufig genügt die Nutzensillusion. So kommt es auf
der Anbieterseite darauf an, eine Als-Ob-Nützlichkeit vorzutäuschen.
Dabei mag es sein, dass die Außenseite des schönen Scheins mit ein
wenig »Masse« verbunden werden muss, die sich nach Öffnung diverser Präsentations-Hüllen tatsächlich in der Verpackung befindet. Bei
Fernsehgeräten findet sich häufiger etwas Brauchbares vor, bei Kosmetika seltener und bei diversen Dienstleistungen über 0190er-Nummern
überhaupt nichts mehr.

Rosy-Rosy hatte im Hinblick auf den Verbrauchernutzen wenig anzubieten. Aber sie war in der Lage, sich trotzdem unter dem Gesichtspunkt der Verwertbarkeit zu taxieren. Dazu war es notwendig, den
Körper zu »objektivieren«. Was an mir selbst könnte eine kaufkräftige
Nachfrage auslösen? Jenseits der klassischen Prostitution im Grunde
eine absurde Frage. Sie stieß dennoch auf ihren Busen, den sie zur Ware
stilisierte, bis er vervielfacht und profitabel abgesetzt werden konnte.
Von dem Ergebnis mag sie sich ein Häuschen gebaut oder eine Lebens-
versicherung angelegt haben. Denn die Fähigkeit, sich selbst zu zerrei-
ßen und sich gewissermaßen in Stücken der kaufkräftigen Nachfrage
anzudienern, wird in dieser Gesellschaft profitabel honoriert.

Ursprünglich empfinden wir uns selbst als unmittelbar identisch mit
dem Leib, den wir als Lebensbasis unseres Ichs erfahren. Leib und
Person sind ihrer Herkunft nach eins. Erst unter dem Einfluss gesellschaftlicher Erwartungen spalten wir allmählich den Körper als ein
Objekt von dieser Einheit ab und lernen, ihn wie etwas Fremdes zu
betrachten, als ein Artefakt. Dieses seltsame Verhältnis zu uns selbst,
in dem wir uns gewissermaßen in zwei oder noch mehr Teile zerlegen,
wird gegenwärtig auch durch den Sprachgebrauch deutlich. Der
»Body« ist etwas anderes als *mein* Leib. »Body« ist jener Teil, den ich
zu Markte trage. Auffallend ist die Detailbesessenheit des gegenwärtigen Körperkults. Vom *ganzen* Körper ist selten die Rede. »Beine« und
»Po«, »Waschbrettbauch« und »Bizeps« oder pornographisch »Fotze«,

»Titten« und »Schwanz«, – sie geistern durch die Medien, als führten sie ein Eigenleben. Sobald jemand den Body so weit verdinglicht hat, gehört er in die Welt der Artefakte.

Diese »Objektivierung« des Körpers, der so aus der schwer beherrschbaren Symbiose mit einem Ich heraus gelöst und gewissermaßen nach außen verlegt werden soll, um als Werkzeug steuer- und nutzbar zu werden, findet sich auch in der Wissenschaft. In mehr oder weniger realistischen Plänen, Menschenmaschinen zu erzeugen, hybride Wesen, denen Ersatzteile und Mikrochips eingepflanzt wurden, die genetisch optimiert sind und mit den heutigen Menschen kaum mehr etwas gemein haben, taucht diese Objektivierung wieder auf. Die Projektionen der sogenannten »Transhumanisten« (in Deutschland vertreten durch die »Deutsche Gesellschaft für Transhumanismus e.V.«) gehen sogar noch weiter: Ihr Ziel ist es, ein vollkommenes Kunstwesen zu schaffen, das zunächst dadurch entstehen soll, dass man menschliche Gehirne auf entsprechende Hardware »uploaded«, damit sie sich anschließend zunehmend selbst perfektionieren. Auch hier wieder neben der Verdinglichung das Bedürfnis nach Zerstückelung. In diesem Zusammenhang scheint allerdings das Gehirn der wichtigste Körperteil zu sein, ein bei Intellektuellen verständlicher Impuls.

»Nun hat man die Teile in der Hand, fehlt leider nur das geistige Band!«, so Mephistos Kritik am Wahn des nur analytischen Vorgehens im »Faust«. Sie klingt zur Zeit wie eine kaum mehr vernehmbare Kunde aus alten Tagen. Was waren das noch für Zeiten, als ein Goethe von der »Metamorphose« schwärmte, die in Pflanzen, Tieren und Menschen das ganzheitliche Urgesetz der Verwandlung zum Ausdruck bringe!

Dagegen sind die modernen Hoffnungen darauf gerichtet, den erfahrenen und erlittenen Leib, das Fleisch mit seinen existenziellen Hinfälligkeiten zu beseitigen, um es durch das perfekt kontrollierbare Objekt zu ersetzen. Dieses Objekt wäre dann auch perfekt zu vermarkten. Was Wunder, dass amerikanische Models seit einiger Zeit mit ihren Eizellen Handel treiben. Wenn gleichzeitig in der Dritten Welt Menschen gewaltsam Nieren entfernt werden, um diese zu verkaufen, so dürfte eines klar sein: Der Markt kennt keine ethischen Grenzen. Was bezahlt wird, das geschieht. Als moralische Regelungsinstanz kommt der Markt so wenig in Frage wie eine Jauchegrube als Jungbrunnen.

Die Tendenz, den Körper zu einem Ding zu machen, der anderen zu Gebrauch und Benutzung überlassen wird, ist jedoch älter. Die Verdinglichung der Frau durch den Mann zeigt der Londoner Kunsthistoriker John Berger etwa an der Geschichte der Aktmalerei. Sie setzte nahezu immer einen männlichen Beobachter voraus. Dieser betrachtet den weiblichen Körper als Objekt, das sich ihm zur Benutzung und eventuell zum Besitz darbietet. Man erkenne dies an den Posen auf den Aktgemälden quer durch die Jahrhunderte. Passiv und zugleich auffordernd blicken Frauen auf den imaginären (männlichen) Betrachter. Nicht selten sei dieser mit dargestellt wie auf Tintorettos »Susanna im Bade«, auf dem Susanna von zwei Greisen zugleich betrachtet wird, oder auf Dürers »Der Zeichner des liegenden Weibes«. Der Voyeur versteckt sich in diesem Fall hinter dem vermessenden Blick des Forschers, der am Thema der üppigen Nacktheit offenbar seine »Proportionslehre« verdeutlichen möchte. Dürer war der Meinung, dass der Idealakt konstruiert werden könne, wenn man den Kopf von einem Körper nimmt, die Brüste von einem anderen, die Beine von einem dritten, die Schultern von einem vierten, die Hände von einem fünften – und so weiter.

»Als Akt« – so schreibt Berger – »wird man von anderen nackt gesehen und doch nicht als man selbst erkannt. Ein nackter Körper muss als Objekt gesehen werden, um zu einem Akt zu werden (...) ein Akt wird zur Schau gestellt.«

Damit ist der Akt eine subtilere Form der Pornographie, welche die Verdinglichung und Entpersönlichung noch weiter treibt.

Berger unterstellt nun, was auch von anderen behauptet und analysiert wurde: nämlich eine besondere (antrainierte) Neigung von Frauen, dem voyeuristischen männlichen Beobachter zu Willen zu sein. »Männer sehen Frauen an. Frauen beobachten sich selbst als diejenigen, die angesehen werden«, so Berger. »Dieser Mechanismus bestimmt nicht nur die meisten Beziehungen zwischen Männern und Frauen, sondern auch die Beziehung von Frauen zu sich selbst. Der Prüfer der Frau in ihr selbst ist männlich – das Geprüfte weiblich. Somit verwandelt sie sich selbst in ein Objekt, ganz besonders in ein Objekt zum Anschauen.« Frauen »tun sich selbst an, was Männer ihnen antun; wie sie von den Männern geprüft werden, prüfen sie ihre eigene Weiblichkeit.« (23)

Unterdessen scheint dieser in die Beziehung zwischen Frauen und Männern eingelagerte Vorgang, wie er sich in der Aktmalerei darstellt, zu einem Kennzeichen allgemeinen Verhaltens geworden zu sein. Was die Aktgemälde früherer Zeit transportierten, wird schon lange von Werbung, Presse und Fernsehen weitergeführt. Darüber hinaus sind der als männlich apostrophierte Voyeurismus und das auf diesen Voyeurismus ausgerichtete weibliche Posieren längst zur Form des sich Aufeinanderbeziehens in kapitalistischen Marktgesellschaften überhaupt geworden. Wo Marktverhältnisse total geworden sind, posiert jeder für jeden und jederzeit.

Der pornographische Blick

Am Markt werden Dinge und Leistungen im Hinblick auf ihren Verkaufswert eingeschätzt, der sich in Geldeinheiten ausdrückt, also auf ihren Warencharakter. Am Markt treffen Menschen aufeinander, die sich gegenseitig als mögliche Gebrauchsgegenstände taxieren. Hier erhält der Körper seine besondere Funktion: Da der tatsächliche Gebrauchswert für den Markterfolg zweitrangig ist, nicht ein Gebrauchsartikel, sondern eine *Ware* gekauft wird, die sich erst im Nachhinein in ein mehr oder weniger nützliches Gebrauchsding verwandelt, hat der Körper Werbequalität. Er sendet jene Reize aus, auf die hin der Kaufreflex erfolgen soll. Er signalisiert, dass jemand in das Marktgeschehen eingetreten ist und von der Nachfrage wahrgenommen werden möchte. So verbürgt der Körper, dass die Person als Ware anwesend ist. Vieles hängt dabei von dem »Bild« ab, welches andere von einer Person erhalten. Imagepflege, Image-Werbung vergrößert daher die Wahrscheinlichkeit, den eigenen Tauschwert zu erhöhen.

Als einer der ersten wies der amerikanische Soziologe David Riesman in seinem Wissenschaftsbestseller *The Lonely Crowd* (Die einsame Masse, 1950) auf diese Veränderungen hin. An die Stelle des »innengelenkten« Charakters, der auf der Basis einer stabilen Identität festen Prinzipien verhaftet ist, trete in modernen Massengesellschaften der »außen-gelenkte« Charakter. Beim Übergang von der Innen- zur Außenlenkung erwerben sich die Menschen – nach Riesman – eine Art seelische Radaranlage, mit der sie sich auf die jeweils wechselnden Erwartungen der Gruppe einzustellen vermögen. So liegt die persönliche Identität kaum mehr bei den Einzelnen, sondern bei der Gruppe, eher noch – wie in Ergänzung zu Riesman angemerkt werden muss – bei anonymen Regelungsinstanzen, die sich aus den Ablaufsbedingungen der Ökonomie und den Notwendigkeiten ökonomischer Steuerung ergeben. (24)

Dabei treten ehemals als »weiblich« apostrophierte Tugenden in den Vordergrund: die Fähigkeit, sich flexibel anzupassen und sensibel darauf zu achten, wie man dabei »ankommt«. Nicht, wie man sich selbst beurteilt, ist dabei wichtig. Beurteilungsgesichtspunkt sind ausschließlich die Erwartungen anderer. Jeder sieht sich mit den Augen der Betrachter, doch deren Urteil ist schwankend. Dieser unzuverlässigen Nachfrage aber hat sich jeder anzupassen, der »Erfolg« haben möchte.

Je hektischer sich jedoch der Mensch den Märkten anbiedert, desto mehr wird er zum Ding. Märkte können mit vollständigen Menschen in der Regel nichts anfangen. Nachgefragt wird arbeitsteilig eine bestimmte Funktion, immer unter der Voraussetzung, dass sie sich rechnet. Die nachgefragten Funktionen wechseln im Zeitalter der permanenten »Job-Krise« schnell. Um wenigstens scheinbar dieser Beschleunigung gerecht zu werden, empfiehlt sich die Ausbildung von »Als-Ob-Qualitäten«. So zu tun, als hätte man etwas vorzuweisen, die Attitüde, gefällig präsentiert, wird zum A und O der Selbstvermarktung. Dies gilt heute für Frauen wie für Männer. Eine als »weiblich« apostrophierte Anpassungsfähigkeit wird dabei heute auch von Männern übernommen. Männer, die narzisstisch ihren »Body« als Markenverpackung stylen, haben auf diesem Gebiet offenbar dazugelernt. Sie haben den taxierenden Blick des Marktes bereits so sehr verinnerlicht, dass sie sich in Extremfällen selbst wie ein Artefakt behandeln, das ohne Rücksicht auf die Folgen wettbewerbsgerecht zugerichtet werden muss.

Deutliches Anzeichen genereller Verdinglichung ist die »Pornographisierung« der öffentlichen Präsentation und des öffentlichen Blicks. Wo sich der Mensch als Gegenstand und Ware einzuschätzen lernt, da bietet er sich auch äußerlich feil. Wo er andere als Ware taxieren soll, übt er sich darin, sie im Hinblick auf Lustgewinn zu kategorisieren.

Eine Art Pornographisierung der Beziehungen wird heute frühzeitig eingeübt. Jede TV-Musiksendung spielt mit ihren Möglichkeiten, Zeitschriften für Jugendliche sind nicht selten Fingerübungen zum wirklichen Porno-Konsum, wie etwa eine Analyse des an männliche Jugendliche gerichteten Hefts »FHM« (»For-Him-Magazin«) zeigen würde, eine weitverbreitete Zeitschrift etwa unter Gymnasiasten. (25) Im Übrigen dürfte es aufgrund ihrer Allgegenwart (zum Beispiel im Internet) heute kaum jemanden mehr geben, der nicht wenigstens gelegentlich Pornographie konsumiert, jedenfalls gilt das für Männer. Seit ihrer gesetzlichen Freigabe Anfang der 70er Jahre hat der Markt für eine Vervielfachung des pornographischen Angebots gesorgt und nicht – wie naive Wissenschaftler damals annahmen – für eine Einschränkung aufgrund befriedigter Neugierde. Symptome einer Pornographisierung finden sich auch in der Werbung.

Die Kleidung entspricht dem. Es ist nicht nur eine Mode, wenn sich Mädchen und junge Frauen so hauteng darbieten müssen, dass kein Detail ihres Körpers verborgen bleibt. Männern wird zunehmend Ähnliches zugemutet. So werden die Körper durch diese Art der Sexualisierung automatisch zu Objekten. Im Wettbewerb um Schlankheit und Durchtrainiertheit kann nichts mehr verborgen werden. Der Körper wird gewissermaßen zum öffentlichen Eigentum, als pornographisches Objekt des anderen Geschlechts und als konkurrierende Ware im Wettbewerb um die auffallendste Verpackung.

Hier besteht allerdings die Gefahr einer falschen Moralisierung. Die generelle Verurteilung des Pornographischen leugnet Spannungsreichtum und Vielfalt menschlicher Sexualität. Menschen über den Leisten eines normierten Sexualverhaltens zu schlagen, geht an der Realität sexueller Differenzierungen und der erheblichen Unterschiede in Bedürfnis und Vorliebe vorbei. Auch »Sexualobjekt« zu werden, braucht situationsbezogen nicht verdammenswert zu sein. Was Menschen in freier Übereinkunft als erregend erleben, sollte ihnen selbst überlassen bleiben. Dem »Spielcharakter« des Sexuellen, der sich gleichwohl keiner einfachen Regel fügt, wird die konservative Sexualmoral mit ihrer Reglementierung von »Praktiken« nirgendwo gerecht.

Das eigentlich Obszöne liegt in der Hintersinnigkeit der gegenwärtigen öffentlichen Sexualisierung! Ihre geheime Absicht liegt jenseits des Sexuellen in der kommerziellen Verwertbarkeit. Die Verwertbarkeit hat die Verdinglichung zur Voraussetzung. Menschen werden animiert, sich als Gebrauchsgegenstände zu betrachten und andere als solche Gegenstände ins Kalkül zu ziehen. Sexualität ist nur das »Gleitmittel«, das diese gegenseitige Verwertung erleichtert. Im Grunde ist die vermarktete Sexualität asexuell. Dabei kann einem das Gelüst schließlich vergehen, so wie beim Verhandeln um den Preis einer Prostituierten oder der Erkenntnis, dass ausgerechnet Huren überhaupt nicht an Sex, dafür hingebungsvoll am Umsatz interessiert sind. Wie vollständig die Vermarktung des Sexuellen ein Leben bestimmen kann, zeigte sich am Schicksal Lolo Ferraris.

Von ihren Brüsten erdrückt – Lolo Ferraris Tragödie

Naive Menschen glauben, sie seien ihres Glückes Schmied. Aber es ist längst der Markt, der sie schmiedet. Der Markt produziert Waren, er produziert aber auch Lebensläufe und Körper. Und er produziert den Tod.

Eines seiner Produkte hieß Lolo Ferrari. An ihr lässt sich zeigen, wie weitgehend in der Marktgesellschaft das Künstliche mit dem Natürlichen in Widerspruch gerät. Lolo Ferrari starb im März 2000 an ihrem viel zu großen Busen. Manche zweifelten ernsthaft daran, ob sie überhaupt ein Mensch war. Sie geriet in jungen Jahren in die erbarmungslose Mühle der Körper-Vermarktungsindustrie, durch die eine leidlich attraktive junge Frau zum Sex-Monster umgebaut wurde. Alles an ihr war marktgängig korrigiert: Nase, Lippen, Stirn und natürlich die Brüste.

Letztlich verfügte sie über einen »Schmollmund«, der – von einem Ohr zum anderen – zwischen super-blonden Perückenhaaren grinste, und natürlich über einen Busen, der zu guter Letzt angeblich 12 Kilo wog und über 130 Zentimeter Umfang verfügte. »Konstruiert« wurde diese Brust von einem Flugzeugingenieur, den man heranwinkte, als sich bereits kein Arzt mehr so recht an die pausenlos plastisch operierte »Sexgöttin« herantraute. Von Natur aus eher zierlich, hatte Lolo Mühe, diese Massen zu tragen. Von Rückenschmerzen geplagt, unfreiwillig und ewig schmollend, gelang es ihr kaum, sich für längere Zeit aufrecht zu halten. Sie konnte nicht auf dem Rücken schlafen, hatte Furcht unter der Last zu ersticken, nahm unentwegt Schmerzmittel und Antidepressiva.

Die Nachfrage nach ihr war allerdings zunächst groß. International wurde sie auf den Präsentationsfeldern der Sex- und Porno-Industrie in Szene gesetzt. Aber sie tingelte auch durch Dorfdiscos, ließ sich begrabschen und war in den Talk-Shows der Kommerz-Programme schon bald wieder ein abgestandener Reiz, den man durch neue Superlative zu ersetzen hoffte.

Das Phänomen Ferrari ist ohne Rückgriff auf die Betriebswirtschaftslehre kaum zu erklären. Weshalb entstellt sich ein Mensch bis zur Monsterhaftigkeit und riskiert dabei Gesundheit und Leben? Fand Lolo Ferrari sich in dieser Zurichtung schön, oder fanden es andere, die dafür bezahlten? Weshalb verwandelte sie sich in ein Artefakt, das gewissermaßen nur noch zufällig atmete und damit schließlich aufhörte, nachdem sie ein Alter erreicht hatte, in welchem ihre Funktion erschöpft war und sie nichts mehr »brachte«?

Unter dem Gesichtspunkt der Warenherstellung und als Produkt des Sexmarktes betrachtet, ist Lolo Ferrari eine Konsequenz der *Diversifikation*. Kein Unternehmen ist gut beraten, wenn es auf ein einziges Produkt setzt. Besser ist es, das Angebot aufzufächern, zu diversifizieren. So wenig, wie ein Einzelner heute klug handelt, wenn er sich mit seinen Urteilen dauerhaft festlegt, so wenig, wie sich jemand erfolgreich verkaufen kann, wenn er sich an Prinzipien und Grundsätze bindet, so wenig ist Umsatz bei einer Firma zu erwarten, die glaubt, es genüge, ein einziges qualitativ hochwertiges Produkt anzubieten und sei es »deutsche Wertarbeit«. Was morgen nachgefragt und dort verlangt werden wird, was hier gerade »in« sein könnte und in jener Nische klotzig bezahlt wird, – wer weiß das schon im Voraus und für alle Zeiten?

Man bemüht sich – natürlich – die Märkte zu steuern. Werbung und Kundenmanipulation tun hier ihr Bestes. Für den großen Warenstrom der Hauptmärkte mag das auch lange gelingen. Diversifizierung heißt aber, auch die Neben-Märkte noch mit zu bedienen. Und da kommt manches unter, was auf dem Hauptmarkt verpönt ist.

Zweifellos war Lolo Ferrari *kein* Produkt für den Hauptmarkt. Dort herrscht das Schlankheitsdiktat. Schlank und durchtrainiert! heißt es. Beides war Lolo Ferrari nicht. Lolo Ferrari war zunächst einmal einfach ein »Gag«. Abwegiges, Extremes verkauft sich wenigstens kurzfristig, wenn es den kleinen Lacherfolg, den milden Überraschungseffekt garantiert. Seit Jahrzehnten werden solche Gags mit den Mitteln der Übertreibung erzielt: schrill, schriller, noch schriller! Der »abnehmende Grenznutzen« sich überbietender Lautstärken lässt die Gewinnerwartungen leider sinken. Irgendwann ist die Obergrenze der Nachfrage erreicht und auch das geilste Wahnsinnsangebot ist plötzlich nicht mehr verkäuflich.

Natürlich sollte Lolo Ferrari Männerträume befriedigen. Das Schönheitsideal des Hauptmarktes kommt den wahren Bedürfnissen der Männer ja kaum entgegen. Wenn's wirklich ans Eingemachte geht, haben die meisten Männer kein echtes Interesse am »Tubular Body«, dem Röhrenkörper, wie er für die Allgemeinheit propagiert wird, jedenfalls nicht sexuell.

In vielen Männerhirnen dagegen spuken seltsame Phantasien: die »große Mutter«, die »große Hure«! Gewaltige Brüste, ein breites Bekken! Schauer der Furcht und der Erregung treiben sie, von einem Frauentyp zu träumen, der ihnen auf paradoxe Weise zugleich hemmungslos als auch unnahbar erscheint. Man wird an die magische Bedeutung der steinzeitlichen »Venus von Willendorf« erinnert, die fast nur aus Brüsten und Becken besteht, oder auch an die hinduistische Göttin Kali, die zugleich gebärt als auch vernichtet. Auch an die breitflächigen Tahitianerinnen aus Paul Gauguins erotischen Paradiesen mag man denken, an die Frauen und Akte Auguste Renoirs, für den der (runde) Frauenkörper die »schönste Schöpfung Gottes« war. Wie grotesk künstlich Lolo Ferrari auch zugerichtet war, eigentlich eher eine Karikatur einer solchen Thematik, – sie spiegelte dennoch ein wenig diese abgründigen Männer-Lüste wider.

So war Lolo Ferrari vielleicht eine Art »Scherzartikel«. Etwas, das man kauft, um zu überraschen oder um sich als Kenner des Ausgefallenen zu profilieren, und für den ein oder anderen mag sie auch erregend gewesen sein, jedenfalls in Hochglanzmagazinen oder von Ferne auf einer Bühne, vielleicht bediente sie so etwas wie eine zahlungskräftige Perversion.

Die Schönheit einer »Sex-Göttin«

Und wieder einmal beweist sich, dass die warenförmige Zurichtung des Körpers nicht unbedingt Ausdruck unserer natürlichen Bedürfnisse zu sein braucht. Dass die Ferrari nicht schön war, sah man auf den ersten Blick. Dass sie noch nicht einmal als attraktiv angesehen werden konnte, zeigt sich, wenn man die Einflüsse von Vermarktungsstrategien einmal beiseite lässt. Wo nicht Angebot und kaufkräftige Nachfrage die Zurichtung des Körpers bestimmen, sondern simpel die biologische Determinierung, da kommt man oft zu ganz anderen Antworten auf die Frage, wer denn attraktiv sei.

Die Attraktivitätsforschung hat recht einheitliche Maßstäbe herausgearbeitet: Es kann gezeigt werden, dass sowohl Männer wie Frauen und auch die Beurteiler aus sehr verschiedenen Kulturen in hohem Maße darin übereinstimmen, wen sie als attraktiv empfinden.

Zunächst einmal scheint es so, als sei Lolo Ferrari wenigstens in sexueller Hinsicht präsentabel gewesen. Besonders in den USA gibt es eine ganze Reihe von »Lolo Ferraris«, Sex-Models mit überdimensionalen, zumeist künstlich implantierten Kolossal-Brüsten. Um sie ist ein richtiger Kult entstanden. In zahllosen Spezialmagazinen, Videos etc.

sind solche fülligen und riesenbrüstigen Frauen ausschließliches Thema. Alljährlich findet in der Karibik eine vom US-Männermagazin »Score« organisierte »Busenkreuzfahrt« statt. Auf ihr können sich durch ihren Reichtum frustrierte Amerikaner im Kreise mega-brüstiger »Sex-Göttinnen« noch einmal nach-bemuttern lassen, wenn man das so nennen möchte. Irgendwie muss ja ein sexueller Reiz von solchen Extremformen ausgehen, wenn sie so umsatzträchtig zu vermarkten sind.

Das deckt sich auch mit der Wissenschaft. Glaubt man den Ergebnissen der Attraktivitätsforschung, werden besonders solche Frauen und Männer als attraktiv empfunden, die über ein ausgeprägt *geschlechtstypisches* Aussehen verfügen. Mit anderen Worten: Sehr weibliche Frauen bzw. besonders männliche Männer erscheinen uns als schön und anziehend und zwar für *beide* Geschlechter und innerhalb unterschiedlicher Kulturen. Dabei sollten Frauen offenbar über eine gewisse »Kurvatur« verfügen, also über die bewussten »Formen«, die in hohem Maße durch die passende Verteilung von Fettgewebe entstehen. Männer sollten bei V-förmiger Silhouette, also breiten Schultern und schmalem Gesäß sowie einer gewissen Körpergröße, eher weniger Fett aufweisen, aber dafür angemessen muskulös sein.

Dieses recht solide untermauerte Forschungsergebnis ist dennoch nicht ganz unumstritten, weil es die große Bedeutung von Lernprozessen zu ignorieren scheint. Sind Schönheitsvorstellungen nicht lediglich *gelernte* Reaktionen, die nicht durch die Natur, sondern durch die Gesellschaft bedingt sind? Die Schönheit von Frauen könnte demnach einzig und alleine durch die Einflüsse einer patriarchalischen Gesellschaft vermittelt sein, die Frauen eben in dieser oder jener Weise haben möchte.

So könnte weibliche Schönheit gewissermaßen das »Konstrukt« von Männererwartungen sein. Weibliche Schönheit entstünde dann lediglich durch die Blicke der Männer, die in Frauen hauptsächlich Sexualobjekte sehen. Diese Sichtweise liegt auf der Linie der berühmten These der französischen Sozialphilosophin Simone de Beauvoir: »Wir werden nicht als Mädchen geboren, sondern dazu ›gemacht‹« – zum Beispiel durch die Blicke und Erwartungen der Männer.

Obgleich sich hinter dieser eher »milieutheoretischen« Sicht im Gegensatz zu jener mehr biologischen, die oben angedeutet wurde, ein weltanschaulicher Kampf verbirgt, der kaum mehr zu überbrücken ist, fragt es sich, weshalb sich die beiden Herangehensweisen nicht ergänzen sollten. Auf restlos gesichertes Wissen kann auch auf dem Feld der Attraktivitätsforschung heute niemand zurückgreifen. Wer aber möchte ernsthaft daran zweifeln, dass alle *sozialen* Tatbestände ein *biologisches* Substrat voraussetzen, anders gesagt: dass der Mensch in jeder Hinsicht sowohl durch seine biologische Ausstattung als auch durch die Einflüsse seines kulturellen Umfelds geprägt wird und dass es darauf ankommt, beides zu berücksichtigen, aber auch voneinander zu trennen?

So könnte man fragen: Wenn offenbar das *geschlechtstypische* Aussehen als besonders attraktiv empfunden wird, welchen Sinn hat das und was bedeutet es? Gerade hier ist der biologische Ansatz sehr fruchtbar.

Und dabei gerät das Modell Lolo Ferrari unter die Räder. Gewiss sind kolossale Brüste auch kolossal weiblich. Es gibt nicht wenige Männer, die dies so empfinden. Man hat sich bemüht, die Busenfixiertheit bestimmter Männer zu erklären. Es kam – wie oft bei solcherart Versuchen – wenig Eindeutiges dabei heraus. Man fand, sie hätten als Babys zu wenig Mutterbrust erhalten oder – aufgrund anderer Untersuchungen – möglicherweise zu viel davon. Eine weitere Studie möchte wissen, dass nur sehr maskuline Männer auf Frauen mit großen Brüsten stehen, Männer, die rauchen, viel Sport treiben und häufig Verabredungen haben.

Bei der großen Masse der Männer kommen die Riesenbrüste dagegen nicht an, bei Frauen schon gar nicht. Denn Schönheit hat, wie bereits ausgeführt, etwas mit dem Durchschnitt und mit Symmetrie zu tun. Auch in der alten Lehre vom »goldenen Schnitt« kommt dies zum Ausdruck. Das Mittelmaß und nicht die Extreme ziehen an. »Gesichter, die dem Populationsmittel nahe kommen, werden im allgemeinen als attraktiv empfunden«, so der Attraktivitätsforscher Ronald Henss. (26)

Und das gilt auch für den Körper. Man kann ein solches Mittelmaß durch das Übereinanderkopieren von Fotografien erzeugen. Die Extreme verblassen dabei, das Unregelmäßige und Abweichende verschwindet, schließlich tritt der Mittelwert als symmetrische Proportion immer deutlicher heraus. Solche symmetrischen Gesichter und Körper werden als schön empfunden. Übertreibungen und Exzesse werden als körperliche Entgleisungen und damit als weniger attraktiv eingestuft.

Lolo Ferrari aber ließ jedes Mittelmaß vermissen, und sie war nach all den verunstaltenden Eingriffen eine gänzlich »asymmetrische« Erscheinung. Alles an ihr war außer Proportion, von durchschnittlicher und maßvoller Ausprägung der Merkmale – eine Vorbedingung allgemeingültiger Attraktivität – keine Spur.

Und noch ein zweiter Gesichtspunkt führt zu einem Negativ-Bescheid im Hinblick auf die Frage, ob Lolo Ferrari wenn schon nicht schön, dann vielleicht wenigstens attraktiv war. Unsere Hinwendung zu Mittelmaß und Symmetrie ist nach Meinung der biologisch orientierten Attraktivitätsforschung nämlich ein Ergebnis des Anpassungsdrucks im Laufe der Evolution. Während dieser langen Zeit (wir dürfen mehrere Millionen Jahre ansetzen) war es stets wichtig, sich einen Partner zu wählen, der im Hinblick auf die Fortpflanzung auch funktionsfähig war. Überleben konnte man nur, wenn der Partner von der Zeugung bis zur Aufzucht alles leisten konnte, was für dieses schwierige und langwierige Geschäft notwendig ist. Die erste Voraussetzung war deshalb *Gesundheit*. Extreme körperliche Merkmale sind aber häufig Hinweise auf *Gebrechen*. Rein instinktiv neigen wir deshalb dazu, die maßvolle Ausprägung körperlicher Merkmale zu bevorzugen. Sie signalisieren – so jedenfalls sind wir programmiert – einen höheren »Partnerwert«. Und auch in dieser Hinsicht war Lolo Ferrari ein Art Probe aufs Exempel: Sie starb ohne Nachkommen mit 30 Jahren.

Gewiss ist das heute alles nicht mehr von so großer Bedeutung. Als Gegner eines modischen Biologismus mag man über solche Spekulationen hinweggehen. Sollte es aber möglich sein, dass Schönheit im genannten Sinne – so wie es die biologisch orientierte Attraktivitätsforschung unterstellt – etwas mit der *Qualität des Immunsystems* zu tun hat, wird es zumindest interessant. Man darf gespannt auf die Ergebnisse weiterer Forschungen sein.

Lolo Ferrari war also weder schön noch attraktiv, sie war allenfalls eine Attraktion. Sie war ein Kunstprodukt für einen Seitenmarkt im Zuge der Diversifikation. Dennoch stellt sich die Frage, ob am Phänomen Ferrari nicht Grundsätzliches zu beobachten ist, das auch für den Hauptmarkt gilt. Unter rein geschäftlichen Gesichtspunkten und aus der Sicht der Schönheitsindustrie wäre eigentlich nichts dagegen einzuwenden, wenn alle Frauen wie Lolo Ferrari aussehen wollten. Es ließe sich eine endlose Liste aufstellen, was sie dazu alles bräuchten, mit dem sie von emsigen Anbietern beliefert werden könnten. Die Zunft der Chirurgen würde einen ungeahnten Aufschwung erleben, selbst für Psychiater und Psychotherapeuten würden neue Arbeitsplätze entstehen.

Nur die Furcht vor dem Flop kann hier mäßigend wirken. Auch dem modernsten Marketing gelingt es nicht immer, jede beliebige Verkaufsidee unter die Leute zu bringen. So musste die Textilindustrie erfahren, dass der geplante Übergang von der Bundfaltenhose zur generellen Wiedereinführung der Röhrenhose Probleme aufwarf. Viele Männer sind unproportioniert. Der altersmäßig anschwellende Oberkörper steht im Kontrast zu vergleichsweise dünnen Beinen. Diese können hinter Bundfalten trefflich versteckt werden. Wie sehr die Röhrenhose auch das Geschäft belebt hätte, man fürchtete arg, die Käufer würden sich verweigern und einfach auf ihren reichlichen Vorrat an Bundfaltenhosen zurückgreifen. Ein Flop lag nahe und so ließ man es bleiben.

Für die anbietende Wirtschaft ist es wichtig, den Käufern Ziele zu setzen. Sind diese Ziele leicht erreichbar, bleibt für die Anbieter bald nichts mehr zu tun, das wirtschaftliche Wachstum stagniert. Sind die gesetzten Ziele aber offensichtlich unerreichbar (mit 50 schick aussehen in der Röhrenhose), resigniert der Kunde und die Nachfrage kollabiert ebenfalls. So bleibt nur die Möglichkeit, eine Art fiktive Erreichbarkeit vorzutäuschen, welche den Nachfragern die Illusion vermittelt, sie *hätten* etwas davon, wenn sie die jeweilige Ware oder Dienstleistung erwerben. Bei einiger Arbeitsanstrengung, um das nötige Kleingeld zu verdienen, und bei gutem Willen, sich dem jeweiligen Trend zu fügen, sollte es doch wenigstens möglich sein, annäherungsweise die Zielvorgabe zu erfüllen.

Im Bereich der Körperpräsentation ist diese Annäherung jedenfalls

schon genug. Der verbleibende reale Abstand zwischen der illusionären Vorgabe und dem, was wirklich möglich ist, wird fiktiv, also in der
Phantasie, überbrückt. Es reicht *so ähnlich* auszusehen wie (sagen wir)
Silvester Stallone, um bereits ein Quäntchen von dessen Nimbus abzubekommen. Stark geschminkt sehen eigentlich alle Frauen *so ähnlich* aus wie das Titelporträt des Mode-Magazins am Kiosk. So ist die
gesamte Schönheitsindustrie darum bemüht, Ähnlichkeiten herzustellen. Doch es wäre natürlich nichts gewonnen, wenn die Frauen diese
Ähnlichkeit schon *hätten*. Dies wäre gleichbedeutend mit der Aussage: »Ihr seid bereits schön, und zwar so, wie ihr ausseht! Ihr müsst eigentlich nicht viel dafür tun.« Ein geschäftsschädigender Gedanke.

Unter Berücksichtigung des Fakts, dass sich nicht alle Frauen in Lolo
Ferrari verwandeln lassen, was natürlich am besten wäre, griff man zu
einer Lösung, die nicht ganz so verrückt war, aber ebenfalls in der Regel
nur fiktiv erreichbar ist. Die Zielvorgabe lautete nun: *Alle Frauen
sollten aussehen wie Knaben!* Der Sinn dieser »Kurzformel« resultiert
daraus, dass es für eine Frau eigentlich unmöglich ist, ein Knabe zu
werden, dass es mit einiger Anstrengung und Phantasie aber wenigstens
annäherungsweise machbar ist. Hätte man die Formel ausgegeben: Alle
Frauen sollen aussehen wie der beleibte Buddha im Indien-Shop, so
könnte das der Marktwirtschaft wenig helfen. Es entspricht einem
natürlichen Trend vieler Frauen, ein wenig rundlich zu sein. Unter
Marketing-Gesichtspunkten wichtig war es also, sich zunächst einmal
gegen die Natur zu entscheiden. Was auf dieser Linie lag, konnte dann
bis zu dem Punkt fortgeschrieben werden, an dem sich eine optimale
Anzahl von Anbietern »einloggen« konnte. Zu guter Letzt war dann
auch noch die Bizeps-Industrie dabei, was man zunächst nicht erwartet hatte.

Angesichts einer so ausgeklügelten Strategie ist es fast peinlich, dass
eine kleine Minderheit der Frauen *von Natur aus* knabenhaft aussieht.
Dieser Teil der Menschheit ist fein raus. Er könnte ungestört glücklich
werden, wenn, ja wenn es mit dem Bizeps stimmt. Und das bleibt
fraglich.

Von der Kälbermast zum Body-Styling

Der Markt verführt die Menschen, sich wie Dinge zuzurichten. Dahinter steckt der Traum, die Grundtatbestände des Lebens auszuhebeln und endgültig unter Kontrolle zu bringen. Das technische Ding scheint kontrollierbar zu sein. Es kann in Einzelteile (in »Module«) zerlegt werden, entweder um es zu reparieren oder um es als Ganzes bzw. in Teilen am Markt gegen andere Warenwerte auszutauschen. Dabei ist es wichtig, das zentrale Merkmal des menschlichen Lebens zu beseitigen: seine Zeitlichkeit. Wo das abgenutzte Modul durch ein neues ersetzt werden kann, wo der Markt als Allokationsinstrument für Ersatzteile einspringt, da ist Ewigkeit angesagt, zumindest eine Art der »Ewigkeit«, wie sie innerhalb des technokratischen Rahmens denkbar ist: als die Wiederholung des strukturell immer Gleichen.

Tatsächlich arbeiten emsige Wissenschaftler an der Verewigung des menschlichen Lebens. Seine »Information« müsste dazu auf haltbarere Arten von Datenträgern gespeichert (»upgeloaded«) werden. Sicherheitskopien tun ein Übriges, damit es unendlich weiter gehen kann. (27)

Vorläufig jedoch enden Versuche, sich zu einem Ewigkeitsriesen aufzublähen, meist im Gegenteil. Oft hat man den Eindruck, Technokraten sollten Goethes »Zauberlehrling« auswendig lernen. Irgend etwas geht immer schief. Nicht nur das Klon-Schaf Dolly fand einen frühen Tod (Arthritis). Auch Lolo Ferrari als eine Ikone ewigen Sex-Appeals. Ihr »Body« war – wie gesagt – von einem ehemaligen Flugzeugkonstrukteur entworfen worden. Von »Abheben« dennoch keine Spur.

Eine generell unglückliche Variante dieser modernen Aufblähungssucht ist in aller Regel das »Body-Building«. Der gleiche Impuls, der alle Körper-Perfektionierer und Körper-Vermarkter antreibt, wirkt auch hier. Nur dass man auf diesem Sektor noch nicht so weit ist, mit auswechselbaren Modulen zu arbeiten. Zwar verwandelt sich der Mensch im Transplantationszeitalter zunehmend in einen »Prothesengott«, der seine Organe durch Neueinbau ersetzt, wo sie allmählich den Geist aufgeben. Die Auswechslung der Gesamtkarosserie, die Aufstylung des Bodys etwa durch den Neukauf eines muskulöseren Oberkörpers, bleibt, auch bei wachsender Zahlungskraft, vorläufig noch Utopie. Noch ist man darauf angewiesen, den gewünschten Knalleffekt mühsam aus der gegebenen Körpermasse herauszupressen, – eine Methode, die »Bruder Esel« (wie Franz von Assisi einst seinen unverbesserten Leib nannte) auf Dauer nur widerwillig akzeptiert und – wie weiter unten belegt wird – nicht selten mit dem Exitus quittiert.

Über Body-Building zu reden, heißt über Anabolika sprechen. Der Gebrauch von anabolen Steroiden ist in Body-Building-Studios bei Männern, Frauen und Jugendlichen völlig normal. Nach einer Mitteilung des *Deutschen Ärzteblatts* nehmen ein Viertel der Trainierenden in Fitness-Studios Anabolika und andere leistungssteigernde Substanzen. Eine von den Bundesländern in Auftrag gegebene Studie nennt dafür Zahlen in der Höhe von 200.000 bis 300.000 Menschen, die sich in Deutschland im Rahmen ihres Trainings regelmäßig dopen. In Großbritannien etwa sind Anabolika unter jungen Männern neben Haschisch und Amphetaminen die am dritthäufigsten konsumierte Droge. In der Schweiz sollen zehn Prozent der Jugendlichen schon einmal künstliche Hormone ausprobiert haben. Der jährliche Schwarzmarktumsatz für anabole Steroide in Deutschland wird auf jährlich 50 Millionen Euro geschätzt.

Anabolika – synthetisch hergestellte männliche Geschlechtshormone – sorgen für raschen Muskelaufbau. Durch Anabolika kommt es zu jener unvergleichlichen Herausmodellierung jedes einzelnen Muskelstrangs. Kraft wird plastisch und präsentiert sich als sichtbarer Beweis geballter Energie.

Anabolika haben jedoch gravierende gesundheitliche Folgen: Zwar machen sie im allgemeinen nicht impotent, wie oft zu hören ist, aber sie zerstören – nimmt man die Nebenwirkungen ernst – den gesamten Körper von innen heraus. Die Liste der gravierenden Folgeschäden des Anabolika-Missbrauchs ist lang: Herzkrankheiten, Schlaganfälle, Prostatakrebs, Bluthochdruck, Hodenatrophie, Depressionen, Reizbarkeit und unkontrollierbare Gewaltausbrüche und nicht zuletzt die Entwicklung einer Sucht. Diese Aufzählung ließe sich beliebig verlängern. Anscheinend sind nicht Haschisch oder Kokain die wirklichen Problemdrogen, sondern die anabolen Steroide.

Die body-buildende Fitness-Szene scheint es andererseits kaum zu verstören, dass ihre Vorbilder und Helden eines merkwürdig frühen Todes sterben. Body-Building–Idole waren beispielsweise die Gebrüder Mike und Ray Mentzer. Mike gewann 1979 in der Schwergewichtsklasse den Titel »Mr. Olympia«. Auch aufgrund seiner Bücher und Artikel zum Thema galt er als einer der bekanntesten Propagandisten des Body-Building. Er starb am 10. Juni 2001 mit 49 Jahren an einem Herzinfarkt. Sein ein Jahr jüngerer Bruder überlebte ihn nur um einen Tag. Angeblich erlag er einem Nierenversagen.

Experten weisen darauf hin, dass man die Wirkungen von anabolen Steroiden aufgrund der durch sie ausgebildeten Körperformen bereits mit bloßem Auge erkennen könne. Aufgrund der einschlägigen Merkmale müssten sich Mike und Ray Mentzer mit Anabolika geradezu vollgepumpt haben.

Und wie sieht es bei Arnold Schwarzenegger aus? Auch er musste wegen seiner Herzprobleme unters Messer.

Ein für Mediziner aufsehenerregender Fall war auch Andreas Münzer. Ähnlich wie Lolo Ferrari auf ihre Weise machte sich Andreas Münzer zum Lebendbeweis für die These, dass man den Körper nur in Grenzen in eine marktgängige Ware verwandeln kann. Der Österreicher – ein Top-Body-Builder – starb mit nur 31 Jahren an den Folgen massiven Dopings und wird zweifellos in die Lehrbücher der Sportmedizin eingehen.

Münzer behandelte sich selbst wie ein Tier (und sah auch schließlich so aus): Er nahm das Kälbermastmittel Clenbuterol, spritzte sich jede Menge Steroide wie Halotestin, Anabol, Masteron oder Parabolan. Dazu kamen Wachstums- und künstliche Schilddrüsenhormone, die den Stoffwechsel auf Trab bringen sollten, sowie Insulin (als schwer nachweisbares Dopingmittel weit verbreitet). Aspirin sollte das Blut verdünnen und die Stimmungslage verbessern, ebenso die Aufputschmittel Ephedrin, AN 1 und Captagon. Alactone und Lasix sollten dem Körper kurz vor Wettkämpfen Wasser entziehen. So verabreichte er sich täglich rund fünf Injektionen und schluckte Tag für Tag Dutzende von Pillen. Münzer wurde wenige Tage nach seinem letzten Auftritt bei einem Profiwettkampf im März 1996 in Los Angeles ins Krankenhaus eingeliefert. Er klagt über extreme Magenschmerzen. Eine Blutung im Bauchraum wird diagnostiziert, die nicht gestillt werden kann. Er wird operiert, doch wacht er aus dem Schockzustand nicht mehr auf. In der Nacht stirbt er an multifunktionalem Organversagen. Laut Obduktionsbericht hatten die künstlichen Sexualhormone Leber-Geschwulste in der Größe von Tischtennisbällen hervorgerufen, sogenannte Adenome, die letztendlich zur Kapitulation weiterer innerer Organe führten. Anlass des plötzlichen Zusammenbruchs war eine akute Vergiftung durch Aufputschmittel.

Man geht davon aus, dass sich alleine in Deutschland rund 10.000 Körper-Besessene in ähnlich extremer Weise dopen. Bislang statistisch erfasst sind 100 todgedopte Kraftsportler in Deutschland. Auf über 600 schätzen jedoch Insider wie der Heidelberger Dopingexperte Werner Franke die Zahl der Dopingtoten bisher, wobei es sich natürlich nicht alleine um Body-Builder handelt.

Trotz solcher Auffälligkeiten kann man in den Internet-»Chat-Rooms« der Body-Builder verfolgen, wie selbstverständlich die Einnahme dieser Muskel-Drogen ist. Die Fitness-Anhänger bezeichnen diese Mittel selbst als »Stoff«, ihre Einnahme als »stoffen«. »Kann ich das Zeug trinken?« – »Muss ich es in den Hintern spritzen?« wird dort gefragt. Eiskalt klingt die Rückfrage: »Bist du ein Schwabbelmonster?«

Denn alles »schwabbelt«, was nicht aus Muskeln besteht. Dabei gilt: »no pain, no gain«, das Mantra der Body-Builder. Wer sich keine Schmerzen zufügt, nicht effektiv gesundheitlich schadet, wird kaum den erhofften »Erfolg« ernten. Blättert man Body-Building-Magazine wie *Sport-Revue* oder *Sport & Fitness* durch, stößt man dort auf schmerzverzerrte Gesichter und zusammen gebissene Zähne. Auch ohne den »Testosteronbooster« *Tribolan* geschluckt zu haben (Anzeige, *Sport-Revue* 9/01), der das männliche Aggressions-Hormon um 70 Prozent steigern soll, ist es kaum gesundheitsförderlich, die übermenschlichen Gewichte zu stemmen. Die angespannten Muskelpakete mit ihren herausquellenden Adern sehen so aus, als könnten sie jederzeit platzen.

Anabole Steroide steigern alle »männlichen« Eigenschaften: Sie machen aggressiver, reizbarer, selbstbewusster, geiler. Selbst die Gesichtsform des Anabolika-Nutzers wandelt sich ins Maskuline: der Kopf bekommt Schachtelform und nähert sich dem »Superman«-Stereotyp an, wie wir es aus den Comics kennen. So wird alles »Schwache«, »Feminine« abgewehrt und vernichtet. Ohne Rücksicht auf Verluste wird das Äußere »gestählt«, das Innere aber psychisch und physisch ruiniert. Das geht nicht ohne Selbstquälerei. Denn zur maskulinen Härte gehört untrennbar der Masochismus. Nicht nur bei den Prärie-Indianern ist der Nachweis wahrer Härte erst am Marterpfahl zu erbringen.

Härte prägt den modernen Körperkult mindestens ebenso selbstquälerisch wie bei den Rothäuten. Junge Menschen lassen sich Narben ins Fleisch brennen, Hautstreifen vom Leib ziehen oder sich operativ die Zunge in zwei Hälften spalten. Weit verbreitet ist das suchtartige »Schnibbeln« oder »Ritzen« mit Hilfe von Rasierklingen bis das Blut fließt. Häufig finden sich solche Tendenzen zur Selbstverstümmelung in der Biographie von Magersüchtigen und Bulimikern.

Überhaupt sind ja Bulimie und Magersucht durch und durch autoaggressive Unternehmungen. Sie verbinden die Wut auf sich selbst mit Phantasien von Erfolg und Überlegenheit. Die ehemalige Deutsche Meisterin im Eiskunstlaufen, Eva-Maria Fitze, die sich wegen ihrer Bulimie in Behandlung begab, gestand in einem *Spiegel*-Interview: »Ich *wollte* (!) magersüchtig werden.« Besonders im amerikanischen Internet finden sich Hunderte »Pro-Anorexia«-Seiten, in denen Hungerkuren mit brutalsten Mitteln als Kult und »Lifestyle« gefeiert werden. Weiter unten wird davon die Rede sein.

Denn Magersucht ist durchaus ein »Erfolgsmodell« in einer Gesellschaft, in der Härte, Kontrolle und die marktgerechte Anpassung ohne Rücksicht auf sich selbst und andere zu den Überlebensbedingungen gehört. »Das Ziel anorektischer Frauen ist es nicht, männlich zu werden, sondern den verstörenden Konflikten zu entkommen, die sie als Frauen erleben,« schreibt Colette Dowling in ihrem Buch über »perfekte Frauen«. »Nieder mit dem ›weichen‹ weiblichen Körper!« (28)

Weshalb der weibliche Körper so wenig ins Konzept passt, wird klarer, wenn man die Umstände im Einzelnen betrachtet, unter denen Menschen heute leben. Woher kommen Köperkult und Schlankheitswahn und inwiefern passen sie gut ins Bedingungsgefüge heutiger Ökonomie und Politik?

4.
Lean Production – alles unter Kontrolle

Ess-Störung als Paradigma

Karen wuchs in einer amerikanischen Mittelstandsfamilie auf, die – wie in den USA die Regel – äußerst leistungs- und erfolgsorientiert war. Die Pubertierende bekam die für ihr Alter typischen weiblichen Rundungen, koppelte diesen normalen biologischen Tatbestand unter dem Einfluss der Schlankheitspropaganda jedoch an die Vorstellung, nicht mehr effizient zu sein. Karen Carpenter, talentiert und ehrgeizig, begann gemeinsam mit ihrem Bruder als Popmusikerin aufzutreten. Sie produzierte Schallplattenaufnahmen, gewann mehrfach Preise und trat schließlich im Weißen Haus auf. Präsident Nixon sagte über sie, sie repräsentiere »das junge Amerika in seiner positivsten Form.«

Dies traf zweifellos zu, denn Karen tat nur, was alle taten, das aber ein wenig besser. Und sie übertrieb.

Ständig führte sie einen fanatischen Kampf gegen ihr Gewicht. Auf dem Höhepunkt ihres Erfolgs, als ihre Schallplatten millionenfach verkauft wurden, war ihr Körpergewicht auf neunzig Pfund gesunken. Sie war wie Millionen anderer junger Menschen längst magersüchtig, trieb sich aber erst recht und erbarmungslos zu Höchstleistungen an.

Auf fünfundachtzig Pfund abgemagert, abhängig von Abführmitteln, suchte sie einen Spezialisten auf. Ein Jahr verbrachte sie auf der Intensivstation eines Krankenhauses. Nach zwölf Jahren als Leistungsmaschine, ausgebrannt und ausgezehrt, starb sie schließlich am 4. Februar 1983 nur 32 Jahre alt an Herzversagen.

»Die Forderungen eines sozialen Mythos können grausam sein und Menschen bis zum Äußersten treiben – im Extremfall bis in den Tod«, kommentiert die Psychotherapeutin Rita Freedman die Tragödie der berühmten Pop-Sängerin. (29)

Doch was ist das für ein »sozialer Mythos«? Wie ist es möglich, dass jemand wie Karen Carpenter – ein Idol, jemand, dem man die volle

Souveränität über sein Leben zutraut – zum Opfer eines »Mythos« wird?

Die Sterblichkeitsrate bei Magersucht liegt bei rund zehn bis 18 Prozent. Damit ist Magersucht die mit Abstand bösartigste Neurose. Auch Männer sterben daran, so wie 2001 der Olympiasieger im Rudern, Bahne Rabe. Längst sind Magersucht und andere Ess-Störungen keine Spezialität mehr alleine von Frauen. Nach Auskunft der Münchner Beratungsstelle für Anorexie und Bulimie (ANAD) wächst die Zahl der essgestörten Männer deutlich. Und Magersucht ist eine Art »Privilegierten-Krankheit«. Sie kommt vorwiegend in sozial gehobenen Schichten vor. In der Dritten Welt oder innerhalb der unterprivilegierten schwarzen Bevölkerung der USA fehlt sie fast ganz. Im östlichen Teil Deutschlands, der ehemaligen Deutschen Demokratischen Republik, war sie bis zur Wiedervereinigung selten. Wer magersüchtig ist, dem geht es »gut«, sollte man meinen.

Aber es sind ja nicht nur Magersüchtige, die sich – obgleich sie unter materiellem Gesichtspunkt nicht schlecht dastehen – mit beharrlicher Leidenschaft zugrunde richten. Magersüchtige sind nur die Spitze des Eisbergs. Neben der auch und besonders bei Frauen um sich greifenden Trainingssucht, dem Fitness- und »Wellness«-Wahn steht die allgemeine Diät-Hysterie. Nach dem *Nationalen Institut für Ess-Störungen (USA)* haben 80 Prozent der dreizehnjährigen Mädchen schon mindestens einmal eine Diät durchgeführt. So gut wie jede Frau und eine zunehmende Anzahl der Männer werden es ihnen im Laufe ihres Lebens wenigstens einmal gleichtun. Der Umsatz für Diätnahrung und -getränke belief sich in den USA bereits 1990 auf 41 Milliarden Dollar. »Das Thema Diät bestimmt unseren Alltag vom Aufwachen bis zum Schlafengehen. Nein, nicht mit wohlgemeinten Ratschlägen, wie man sich gesund hält und vermeidet, die Ausmaße eines Michelin-Männchens anzunehmen, sondern wie man sich von der völlig normalen Figur einer erwachsenen Frau in ein Gerippe verwandelt,« stöhnen die Journalistinnen Hanne-Lore Heilmann und Gisela Schütte. »Platt und schmal sollen die idealen Frauen aussehen, wie Kerle – magere Kerle… Klapperdürre, krank aussehende Models verkörpern das Traumbild der Modeschöpfer, in deren Kreationen wir uns hineinhungern sollen.« (30)

Freilich könnte man behaupten, es gehe bei alledem um »Schönheit«. Schließlich hätten die Menschen immer schon Opfer auf sich genommen, um den Schönheitsidealen zu genügen. Der »soziale Mythos«, der sich vordergründig als der Mythos von Schlankheit und Fitness präsentiert, verbirgt aber etwas ganz anderes: es geht nicht um Schönheit, sondern um *Leistung*. Die sogenannten Schönheitsideale der Gegenwart sind im Grunde Leistungsideale. Sie sind Ausdruck einer leistungsbesessenen Gesellschaft, in der es jedem darauf ankommt seine Leistungsfähigkeit auf irgendeine Weise zu dokumentieren. Da er überall vorzeigbar ist, eignet sich der Körper dazu in besonderer Weise.

Weshalb aber diese Leistungsbesessenheit?

Leistungsbesessenheit, *Ehrgeiz* ist – so die Auffassung der Fachpsychologen – das Resultat einer frühkindlichen Mangelsituation. Diese soll durch Anerkennung und Beachtung ausgeglichen werden. Der Ehrgeizige versucht das innere Defizit aufzufüllen, indem er Anerkennung *erzwingt*. Ehrgeiz und Leistungsstreben enthalten also eine aggressive Komponente. Im Ehrgeiz steckt die Wut über die verweigerte Liebe, die auf dem Wege der Leistung wieder zurückerobert werden soll. (31)

Wird der Körper zum Leistungsorgan und zum Objekt ehrgeiziger Projektionen, so ist die *Symbolik* körperlicher Zurichtungsformen von besonderer Bedeutung. Er wird zum Statussymbol. In Gesellschaften, in denen Knappheit an Nahrungsmitteln herrscht, scheint in der Regel das Dicksein Stärke und Macht zu repräsentieren. Wer dick ist, verfügt über Sozialprestige. Magerkeit steht für Mangel, Not und Hässlichkeit.

Umgekehrt scheint in Gesellschaften mit Überfluss an Nahrungsmitteln das Dünnsein besondere Leistungsfähigkeit und Überlegenheit zu vermitteln. Der Dünne hat sich gegen die anderen durchgesetzt und steht »oben«. Untersuchungen zeigen, dass in westlichen Industriegesellschaften Übergewicht auch tatsächlich eher ein Problem der Unterschichten ist. Dort existiert es natürlich weit verbreitet und durch Fast Food-Nahrung gefördert, besonders in den USA. Laut Statistik des National Center for Health sind in den USA fast 30 % der Frauen mit Einkommen unter 10.000 Dollar pro Jahr fettleibig. Bei Frauen, die im Jahr über 50.000 Dollar verdienen, sind es lediglich 12,7 %. (32) (Hierbei müsste auch an genetische Selektion gedacht werden, wobei die

Verbindung von Reichtum und Schönheit in diesem Sinne durch schichtspezifische Endogamie verfestigt worden sein könnte.)

Der Sozialwissenschaftler und Publizist Bernd Guggenberger beschreibt den »Schönheitsstress«, wie ihn der »gnadenlose Körperkult« in Kalifornien erzwingt. Dort findet sich die Körperbesessenheit im Exzess. Exhibitionistisch werden die Kunstprodukte des »Body-Stylings« zur Schau gestellt. »Was wir in Parks und auf Straßen schwitzen sehen und keuchen hören, müht sich nicht auf ein *individuelles* Lebensziel hin ab. Joggen ist, jenseits aller persönlichen Überzeugungen und Passionen, verbindlich-verbindende Weltanschauung vieler. Wer joggt und sich demonstrativ fit hält, baut immer auch an einer ›sozialen Plastik‹.« (33) Der schlanke, sehnig-muskulöse Körper – nötigenfalls durch plastische Chirurgie perfektioniert – entsteht nur durch Fleiß und harte Arbeit. Diese unermüdliche Trainingsaggressivität – darauf weist Guggenberger zu Recht hin – ist die Fortführung puritanischer Leistungsethik, durch welche die Gründerväter amerikanischer Industrien einstmals reich geworden sind. Dahinter steckt ein ebenso unermüdlicher Wille, seine Auserwähltheit zu beweisen.

Früher ging es dabei um die Auserwähltheit durch Gott, heute allenfalls durch den Markt. Das höchste der Gefühle ist der Jubel der Medien. Die alten Pionier-Kapitalisten wie John Davison Rockefeller, Cornelius Vanderbilt oder John Pierpont Morgan kümmerten sich kaum um sich selbst als Person und auch nicht darum, was andere von ihnen hielten. Ihnen ging es ausschließlich um die Vermehrung ihrer gigantischen Vermögen, die sie mit frommen Überzeugungen würzten. Heute, im narzisstischen Zeitalter, ist es der Einzelne selbst, noch reduzierter: sein eigener Körper, der zum Objekt und Ziel schweißtreibender Anstrengungen wird. Wer ganz im Trend liegen will, wer sich Anerkennung und Beachtung erzwingen möchte, der tut dies wohl ebenso asketisch wie einst die Frühkapitalisten, aber er hat dabei nichts im Sinn als die physische Selbststilisierung. Einen auf Hochglanz polierten Körper vorzuzeigen, führt vielleicht (und vorübergehend) zu jenem Applaus, den man so dringend benötigt.

Doch diese Selbststilisierung hat einen doppelten Sinn: sie übertüncht das Gefühl innerer Heimatlosigkeit, das auf die frühkindliche

Mangelsituation folgte und sie bekämpft den Hauptfeind des psychisch Instabilen: die Schwäche. Daher der ausgesprochen maskuline Zug der gegenwärtigen Schönheitsideale. Bernd Guggenberger behauptet: »Schönheit ist weiblich!« und vertritt damit den verklärten Blick des Mannes, der es gerne so haben möchte. Eher könnte man heute sagen: »Schönheit ist männlich!« Denn eine Frau, die *Erfolg* haben möchte, sollte sich vor Weiblichkeit hüten.

Der Männerkörper wird seit Alters her durch Leistung modelliert. Durch die Anforderungen der Jagd, der Feldarbeit, des Kampfes und schließlich in asketischer Zuspitzung durch die moderne Fabrikdisziplin. Wo Frauen in diese Härten hineingezogen wurden, galt das lange als unnatürlich. Auch wegen der damit verbundenen Aggressivität. Heute hat sich die herbe Notwendigkeit der Männer auch auf die Frauen übertragen.

Im Sport – fast ein Synonym für Ehrgeiz und Leistungskult – zeigt sich dies deutlich. Körperstörungen sind dort besonders häufig. Nach einer Studie des Kölner Bundesinstituts für Sportwissenschaft leiden bis zu 25 Prozent aller Sportlerinnen unter Ess-Störungen. Bei Eiskunstlaufen oder Turnen fanden amerikanische Wissenschaftler sogar mehr als 60 Prozent Essgestörte. Ein hohes Risiko existiert vor allem bei ästhetischen Sportarten wie Ballett, Tanzen, rhythmischer Sportgymnastik und Kunstturnen. Im Hinblick auf die Ess-Störungen bei Kunstturnerinnen schreibt die Soziologie-Professorin Cornelia Helfferich: »Die Abhärtung als zentrales Symbol einer bestimmten männlichen somatischen Kultur richtet sich gegen ›weiblich-schwache‹ Anteile; sie unterstreicht und überhöht Männlichkeit und assoziiert sie mit Macht und Kontrolle. Die analoge Abhärtung bei Frauen richtet sich gegen diese selbst, wertet Weiblichkeit/weibliche Sexualität ab und assoziiert sie mit Ohnmacht und Kontrollverlust.« (34)

So hat der auf den Körper bezogene Leistungswille eine narzisstische Komponente und eine aggressive. Selbstbezogen wendet er die »unbeantwortete Liebe« auf das eigene Ich und den Körper zurück. Wo Liebe ins Leere läuft, der fundamentale Mangel allzu deutlich wird, bleibt nur noch die narzisstische Lösung. Doch die Wut über die Verweigerung steckt tief. Sie tarnt sich in jeder ehrgeizigen Leistung. Aggressiv behauptet sie sich durch die Abwehr aller Schwächen und pocht auf Autonomie. Dabei gestaltet sie eine »soziale Plastik« als Vorzeigeobjekt und Kampfinstrument.

Allerdings geht es *nicht* darum, sich von anderen zu unterscheiden. Der Körperkult der Gegenwart zeigt die merkwürdig paradoxe Form moderner Individualisierung: Jeder möchte sein wie der andere, aber er will es auf eigene Leistung zurückführen. So wird Individualisierung zu einem Oberflächen-, zu einem Verpackungsphänomen. Ähnlich wie Markenfirmen ihre Hauptaufgabe in Werbung und Marketing sehen und nicht im Verkauf unentbehrlicher oder innovativer Gebrauchsgüter, konzentriert sich der Einzelne auf den Imageeffekt seines Aussehens und Verhaltens. An die Stelle der Originalität tritt die Attitüde. Das Risiko der Individualität wird vermieden, denn die Nachfrage nach dem wirklich Abweichenden ist eher gering. Erwartet wird das immer Gleiche, aber neu verpackt! Eine Art Oberflächendifferenzierung tarnt die faktische Mimikry. Klug getarnte Anpassung ist auch die naheliegende Lösung auf einem Markt des Überflusses und in einer Welt, in der Menschen längst Massenware sind. Alles ist schon da. Um die letzten fiktiven Marktlücken zu füllen, heißt es, sich eine kleine Besonderheit, ein oberflächliches Erkennungsmerkmal zuzulegen. Etwas effektiv Inhaltsloses kann durch klugen Verpackungsschnickschnack trickreich doch noch an den Käufer gebracht werden. Für die Körperverpackung gelten diese Regeln auch.

Natürlich beinhaltet dieser Verpackungsstress auch einen hohen Anpassungsdruck. Eine Zeitlang mag man Gefallen finden an einer gepiercten Zunge, am Waschbrettbauch und an der enormen »Power«, die solches vermittelt. Sehr tief kann die narzisstische Befriedigung unter gegenwärtigen Umständen aber nicht gehen, und auch mögliche Überlegenheitsgefühle verflüchtigen sich angesichts der erbarmungslosen Konkurrenz anderer Waschbrettbäuche und neuer Körpernarreteien. So ist die Freude an Tattoos im Zeitalter des Verpackungsfetischismus eher von kurzer Dauer. Sind die dauerhaft eingenadelten Symbole nicht mehr nachgefragt, gibt es Probleme.

Das Vakuum, in dem die Sucht beginnt

Die psychologisch zweifellos tiefste Ursache des modernen Körperwahns liegt im Phänomen der »unbeantworteten Liebe.« Immer wieder wurden die Mütter angeklagt, sie seien nicht mehr in der Lage, ihren Kindern ausreichend Zuwendung zu geben. So zeuge sich das Elend von einer narzisstischen Mutter zur nächsten fort.

Aber auch die Väter können dies nicht ausgleichen. Sie glänzen zumeist durch Abwesenheit und sind schon alleine deswegen nicht fähig, die emotionalen Defizite ihrer Kinder aufzufüllen. Eine narzisstische Mutter und ein abwesender Vater – solche Eltern *antworten* in der Regel nicht, sie *fordern*. Ihr Diktum lautet: Du Kind bist uns recht, wenn du so wirst, wie wir es sind! Im Übrigen projizieren sie ihre eigenen Aufstiegshoffnungen auf die Kinder und setzen sie so unter Leistungsdruck. Den Kindern bleibt nur die Entwicklung einer Scheinpersönlichkeit, aufgebaut aus Ehrgeiz, Scham und Verstellung.

»Unbeantwortete Liebe« könnte aber auch als Kapitelüberschrift über einer Analyse der Erwachsenenwelt stehen. Wir leben in einer Gesellschaft der Antwortlosigkeit. Irgendwo müssen wir mit unserer Liebe hin. Von dorther erhoffen wir uns Antwort. Doch die Antwort bleibt zumeist aus.

Fragen wir zunächst nach den Menschen, von denen etwas zurück kommen könnte. Bindungen und Beziehungen zu anderen Menschen sind im Laufe der letzten Jahrhunderte immer »dünner« und auch rein quantitativ immer seltener geworden. Einerseits leben wir in einer Massengesellschaft, andererseits wie atomisiert und oft sehr einsam. Berührungen mit anderen finden oft nur auf der Oberfläche statt. Äußerste Zuspitzung dieser Situation ist die Begegnung im sogenannten Cyberspace, dem virtuellen Raum. Durch die Virtualisierung wird die Multimediawelt zwar – wie es Constantin von Barloewen in seinem Buch »Der Mensch im Cyberspace« ausdrückt – »zu einem kosmischen Bordell«. (35) Aber dieses Bordell ist von noch mehr Kühle und Leibfeindlichkeit geprägt als es bislang schon die Regel war. Gerade das Körperliche verflüchtigt sich durch derartige Entwicklungen zunehmend. Die unumgängliche Traumatisierung durch die Abnabelung von

der Mutter, die Überantwortung an die Kälte einer in Distanzen aus-
einanderdividierten Realität wird dadurch potenziert. Die Begegnung
durch sogenannten Cyber-Sex kann man sich in diesem Zusammenhang nur als verzweifelte Ersatzhandlung vorstellen. Der menschliche
Körper verträgt nur ein begrenztes Maß an Simulation. Er ist ganz auf
Unmittelbarkeit angelegt.

Das Phänomen »Massengesellschaft« ist ja schon evolutionsbiolo-
gisch ein Unding. Der Mensch ist seit seinem Jägerdasein auf ein Grup-
penleben hin programmiert. Auch die Single-Gesellschaft der Gegenwart steht im Gegensatz zu seiner genetischen Ausstattung, sie überfor-
dert ihn. Bis vor rund hundertfünfzig Jahren lebten die meisten Menschen noch in überschaubaren Dorf- und Familiengemeinschaften. Auch
ihre Arbeitswelt war ganz in diesen überschaubaren und anschaulichen
Rahmen eingebettet. Wenig zuvor war selbst die »Politik« noch eine
Angelegenheit der persönlichen Beziehungswelt. Sie fand irgendwo
zwischen dem Grundherrn und dem Bauern statt oder zwischen dem
Magistrat und dem Stadtbürger. Städte mit mehr als 5.000 Einwohnern
waren eine Seltenheit. Es lohnte sich also, sich an die Menschen seiner
Umgebung zu binden. Man begegnete ihnen das ganze Leben lang. Liebe
und Hass hatten stets ein konkretes Objekt. Man befand sich im
wahrsten Sinne des Wortes in einer »Welt zum Anfassen«.

Ganz anders die Gegenwart. Wie können dauerhafte Bindungen
entstehen, wenn man schon aus beruflichen Gründen immer wieder
den Wohnsitz wechselt, von einem »Job« zum nächsten flitzt oder
vorwiegend »virtuell« am Bildschirm mit anderen in Kontakt tritt? Wie
können Bindungen entstehen, wenn man sich durch Bildung und sozialen Aufstieg seiner Herkunftsfamilie entfremdet hat, wenn man im
»ganz normalen Chaos der Liebe« (36) von einem Lebensabschnittspart-
ner zum nächsten wechselt und dabei nicht selten auch die Kinder aus
den Augen verliert? Wo sich etwas wie »Bindung« aufbaut, da ist es
abstrakt: vielleicht die Bindung an eine Religion oder an eine Idee.

Aber gerade auf dem Feld der Ideen sieht es schlecht aus. Die Plu-
ralisierung der Weltdeutungen war das unvermeidliche Ergebnis von
Aufklärung und Wissenschaft, die Verramschung des Ideellen durch die
Massenmedien die Folge des totalen Marktes. Beliebigkeit der Wert-

maßstäbe, gleiche Gültigkeit aller Urteile und Beurteilungen, Moral als privates Hobby und dazwischen das überforderte Individuum, das sich aus dem Chaos gleich-gültiger Meinungen und Gegenmeinungen den Flickenteppich seiner Identität zusammenstoppeln soll. Innerhalb dieser gigantischen Entgrenzung schrumpft »Individualität« zur reinen Fiktion zusammen.

Kein Wunder, wenn der Einzelne hier nach dem »Ex und Hopp«-Prinzip der Wegwerf-Welt verfährt: An seinem Verhältnis zur *Dingwelt* hat er gelernt, dass nichts mehr von Dauer ist, die Gegenstände keine identitätsstiftende Ausstrahlung mehr haben. In früheren Zeiten trug man einen Mantel manchmal während seines ganzen Lebens. Möbelstücke wurden von Generation zu Generation weiter gegeben. So wie man einen durch geplantes Veralten unbrauchbar gewordenen Videorekorder »entsorgt«, werden heute nicht selten auch die Einstellungen, Werte und Ideen gewechselt. Sobald sie ihren Zweck als Signale irgendeiner Pose erfüllt haben, werden sie gegen eine »neue« Ausstattung eingetauscht. Nichts geht daher mehr tief. Unter der Haut beginnt die Leere und Sinnlosigkeit. »Null Bock« – diese bei Jugendlichen kritisierte Einstellung – ist so gesehen im Grunde eine vollkommen natürliche Reaktion auf eine soziale Welt, die ihre Festigkeit und damit ihren Sinn verloren hat. Auf ein Leben, das außer dem Krimskrams der tausend Belanglosigkeiten nichts zu bieten hat, hat man einfach keine Lust. Man zieht sich mit Kopfhörer und einer Portion Haschisch in seine Tonne zurück.

Auf dem Hintergrund dieser fühlbaren Sinnleere ist der Körperkult eine Ersatzbefriedigung. Dies gilt besonders für Jugendliche. Es hat keinen Sinn, jemand anderen zu lieben als sich selbst. Mutter und Vater leben in einer anderen Welt. Es ist anstrengend, ihnen dann und wann jene Rolle vorzuspielen, die sie für ihre eigene Stabilität von einem verlangen. Auch von anderen Menschen kommt kaum Resonanz. Jede Beziehung hat sich erschöpft, bevor sie zur Stabilität der eigenen Identität beitragen konnte. Anerkennung und damit Antwort erhält das Individuum nur, wenn es sich auf das *Theater* der Warengesellschaft einlässt. Für die wechselnden Auftritte auf dieser Bühne benötigt man den Körper als Maske sowie ein kostümierendes Outfit. Als Ware auf den Wühltischen der Konsumkultur ist die werbeträchtige Verpackung unabdingbar.

Natürlich kann niemand endlos Theater spielen. Ebenso absurd wie eine Wirtschaft, die um ihrer selbst willen immer mehr produziert und nicht mehr nach den Bedürfnissen fragt, ist ein Leben, das sich in der Pose erschöpft. Die meisten spüren, dass da etwas schief läuft. Es kann doch nicht wahr sein, dass es im Leben nur darum geht, »erfolgreich« zu sein oder sich ein paar Eigentumswohnungen anzuschaffen! Die eigenartige Verselbständigung des Instrumentellen, die Tatsache, dass die moderne Wirtschaftsgesellschaft die *Mittel* des Lebens zum *Zweck* des Lebens erhoben hat, kehrt in den Seelen der Einzelnen als eine Fixierung an theatralisches Posieren wieder. Eine gigantische Industrie müht sich pausenlos, diese Fixierung aufrechtzuerhalten und davon zu profitieren.

Andererseits haben Menschen aber ein tiefes Bedürfnis nach Sinn. Der verstorbene Wiener Psychiater Viktor Frankl (1905-1997) hielt nicht die verdrängte Sexualität für die Hauptursache psychischer Erkrankungen. Gegenwärtig sei es die Verdrängung des *Sinns*. Das Leiden am sinnlosen Leben bezeichnete Frankl als »noogene Neurose«, als eine psychische Erkrankung, die aus der geistigen Leere entsteht. Auch die Stressforschung zeigt deutlich, dass Menschen auf der Grundlage einer ausreichenden materiellen Sicherheit in erster Linie *Sinn* benötigen, um überlebensfähig zu sein. Sinn wird jedoch nicht so sehr durch Abstraktionen erzeugt, etwa durch religiöse und philosophische Lehren, sondern durch die Intensität von Bindungen. An ernsthaften Bindungen herrscht heute Mangel.

Bilderbuchwelt und Nihilismus

Niemand ist frei von den Problemen der Zeit. Auch die sozialen Mythen von Schönheit, Schlankheit und Fitness betreffen uns alle. Niemand kann sich der sogenannten Kommunikationsgesellschaft entziehen. Die gesellschaftliche Dauerkommunikation bedeutet auch, dass jeder jederzeit etwas *gesagt* bekommt. Und wir hören oft aufmerksamer zu, als wir es wahrhaben wollen. Bündelt man die unübersehbare Vielzahl der täglichen Botschaften, zeigt sich oft, dass wir uns bei Licht betrachtet, in einer Welt der *Propaganda* befinden. Natürlich steckt hinter dieser Propaganda keine totalitäre Einheitspartei, auch keine Verschwörung böser Menschen, – sie entsteht schlicht durch die Verwertungsgesetzlichkeit kommerzieller Märkte. Einer der Propaganda-Mythen, die auf diesen Märkten erzeugt werden, ist der Mythos der »Schönheit«.

Was die Märkte für »schön« halten, haben die Menschen tief verinnerlicht. Die Agitation für Schlankheit und Fitness ging nicht spurlos an ihnen vorüber. Jeder hat auch gelernt, dass er seinen »Body« wie einen Gegenstand behandeln muss, wenn er »ankommen« möchte. Dabei werden die Herkunft und die Absicht der Botschaften gar nicht mehr bemerkt. Alleine das Wort »light« löst bereits eine fest programmierte Assoziations-Kette aus, etwa nach folgendem Muster: »Man darf nicht so viele Kalorien zu sich nehmen; ich fühle mich schuldig, weil ich es trotzdem tue; überhaupt bin ich zu dick; mich mag keiner; ich sollte etwas leisten und zunächst einmal dieses Produkt kaufen...«

Eine solche Reaktion hat noch nichts mit Magersucht zu tun. Aber so ein bisschen magersüchtig ist sie doch. Weshalb kaufen wir denn diese »Light«-Produkte? Es ist im Übrigen bekannt, dass sie wenig zum Abnehmen beitragen, weil sie eher zum Mehr-Essen verführen. Weshalb kommt diese Propaganda bei uns an? Vielleicht erkennen wir uns in den Magersüchtigen und Bulimikern ja wieder!

Interessant ist, was über deren Familien gesagt wird. Magersüchtige und Bulimiker stammen zumeist aus einer Bilderbuchwelt, aus Bilderbuchfamilien: Dort ist alles comme il faut! Insbesondere nach außen hin stimmt alles. Man hat sich hochgearbeitet, man hat sich eingerichtet, man harmoniert. Anpassung schreibt sich groß.

Aber diese Familien sind irgendwie ohne rechten Biss. Man bekommt den Eindruck, sie seien innen hohl. Kinder spüren das und fragen sich eine Zeitlang, was denn das Ganze soll, worum es eigentlich geht. Da wird von Anpassung, Anständigkeit und Leistung gefaselt. Aber wozu? Es geht nicht um die Eigenart der Familienmitglieder, ihre wirklichen Emotionen, auch nicht um irgend etwas anderes, zum Beispiel einen Lebenssinn. Diese Familien sind der perfekte Ausdruck des Zeitgeistes: sie zelebrieren den faktischen Nihilismus der Gegenwart mit fast schon mechanischer Exaktheit.

Die Magersuchts-Experten Monika Gerlinghoff, Herbert Backmund und Norbert Mai beschreiben das Familienklima von Magersüchtigen und Bulimikern fast wie eine Charakteristik der gegenwärtigen Gesellschaft: »Das ›man‹-Regime (›das tut man, das tut man nicht‹), die Entpersonifizierung von Emotionen lässt den Verdacht aufkommen, dass Rollen besonders wichtig sind, dass all die guten Eigenschaften mehr von Vorstellungen, von imaginären Verpflichtungen her getragen werden als von persönlichen Bedürfnissen und Gefühlen. Die Orientierung nach außen, nach tragenden Wertvorstellungen der Gesellschaft, wird zur Außensteuerung, hinter der die Emotionen des Individuums zurückzustehen haben (...) .« (37)

Solchen Familien gehe es vor allem um die Anerkennung gesellschaftlicher Formalwerte wie Leistung, Ordnung, »Bildung«, gute Manieren etc. Man hat zu tun, was gerade Erfolg verspricht. Dabei werden – so die Psychologen – die Gefühle, Wünsche und Begabungen der Einzelnen weniger wahrgenommen als vielmehr die Rollen, die jeder aufgrund des »Man-Regimes« zu spielen hat. Zuwendung und Liebesentzug sind die bevorzugten »Währungseinheiten«, durch die das im Grunde recht erbarmungslose Familien-Regiment aufrecht erhalten wird.

Was machen nun die Magersüchtigen und Bulimiker aus diesen Erfahrungen? Sie haben ein beachtliches Anpassungstraining hinter sich. Dabei ging es kaum darum, wer sie selbst sind, sondern hauptsächlich um die gesellschaftliche Angleichung. Die Botschaft, erfolgreich zu sein, *kann* ja auch gar nichts anderes bedeuten, denn es wird keineswegs mitgeliefert, erfolgreich *wozu*. Es geht um überhaupt nichts, und dieses Nichts ist ungeheuer wichtig.

Magersüchtige und Bulimiker nehmen diese Botschaft »wörtlich«: Sie entschließen sich zu einer Art Trockenschwimmen oder zu Klimmzügen ohne Reck. Ihre »Übungen« haben etwas Besinnungsloses, Zweck- und Inhaltsfreies. Sie drehen sich mit zunehmender Geschwindigkeit um eine Achse, die gar nicht existiert. Daher wirken ihre Verhaltensweisen so paradox. Sie fressen sich voll, um anschließend wieder alles von sich zu geben. Sie hungern sich konsequent zu Tode, denken bis dahin aber ausschließlich ans Essen. Sie ruinieren sich die Gesundheit, empfinden diesen Tatbestand aber als den Gipfelpunkt ihrer Erfolge. Sie sind Knechte einer Zwangsneurose, fühlen sich aber je magerer desto freier. Sie joggen bis zur Besinnungslosigkeit und glauben fest daran, dass sie nun im Leistungsmarathon ganz oben stehen. Schließlich, Meister im Endkampf des »Anorexie-Wettbewerbs« (den gibt es im Internet!), ein stoffwechselgestörtes Bündel aus Haut und Knochen, verkünden sie mit energischer Stimme, sie hätten eine hervorragende Figur, seien nur noch viel zu dick!

So profilieren sich dieserart Essgestörte durch erstaunliche Konsequenz und Hartnäckigkeit und zugleich durch völlig sinnleeren Aktivismus. Sie erinnern an den Film »Ein Mann für jede Tonart«: Eine Schläferin wird zu früh durch den Wecker geweckt. Sie drückt auf den Knopf, der Wecker weckt weiter. Sie schlägt auf ihn, der Wecker gibt nicht auf. Sie tritt darauf, vergeblich. Mit großer Wucht aus dem Fenster geworfen, liegen die Einzelteile des Weckers im Straßengraben, schrill piepsend und unermüdlich weiter weckend.

In dieser Weise sind Ess-Störungen im Grunde Fehlschaltungen. Es wurde irgendein Knopf gedrückt, der nun nicht mehr aufzufinden ist, ein Programm hat sich verselbständigt. Aber welches Programm ist das?

Wenn es sich wenigstens um ein *Programm* handeln würde! Das Wesen der Ess-Störung ist aber ihre effektive Inhaltslosigkeit. Vielleicht gibt es dafür eine Art Meta-Programm, das ungefähr so lautet: Eifere irgendeinem Ziel nach, das dir maximalen Einsatz abverlangt. Tue es so, dass die Ergebnisse eindrucksvoll und für jedermann sichtbar sind. Wähle dazu am besten deinen Körper, denn auf ihn hast du den direkten Zugriff, und du kannst ihn vorführen.

Aus der Sicht von Magersüchtigen muss es eigentlich merkwürdig sein, dass die Mitwelt nicht nur begeistert reagiert. Mag die Mutter auch nach den ersten beiden Diäten noch Anerkennung zollen (»Endlich tust du mal was! Ich hab ja immer gesagt, dein Hintern...«), weicht diese Freude schon bald dem Entsetzen.

Aber die Mutter wäre wahrscheinlich die Letzte, die entdeckt, was der oder dem Magersüchtigen wirklich fehlt. Es ist der Inhalt, die Identität, die Achse, um die sich das Rad des Lebens drehen kann. Eine solche Achse entwickelt sich aus echten Bindungen, die in Magersuchtsfamilien nicht entstehen konnten. Deshalb ist zunächst einmal die Abgrenzung gefragt, Autonomie, die Besinnung ermöglicht. Auf all dies muss der Essgestörte selbst kommen. Ohne Hilfe wird es nicht gehen, aber Identität kann man nur *selbst* erwerben. Wie schwer es heute auch ist. Niemand kann sie einem als Fertigprodukt anliefern.

Dass nicht nur Magersüchtige und Bulimiker, sondern auch dicke Menschen heute ihre Identitätsprobleme haben, illustriert das folgende Kapitel.

Dicksein als sozialer Makel

Marie-Antoinette, Gattin des Franzosenkönigs Ludwig des Sechzehnten, hatte eine heimliche Leidenschaft. Nachts schlich sie in die Speisekammer und machte sich an den Vorräten zu schaffen. Geschlagene Eier mit Cognac soll sie sich bereitet haben, um einige Pfunde zuzunehmen. Denn Marie-Antoinette fand sich zu dünn. Eine schöne Frau von Welt hatte zu ihrer Zeit volle Brüste, üppige Hüften und einen Bauch.

Die Körperästhetik der letzten 500 Jahre steht in argem Kontrast zu den heutigen künstlichen Idealen. Der Schlankheitswahn und die auch bei Frauen ausgeprägte Sucht nach einem muskulösen Körper sind etwas historisch völlig Neues.

Seit wir davon ausgehen können, dass die Malerei Frauenkörper einigermaßen realistisch darstellt, werden uns eher »kräftige« Frauen gezeigt. Rubens (1577-1640) war keineswegs ein Einzelfall, wenn er uns dicke, rosige Fleischwülste vorführte. Sein Zeitgenosse van Dyck (1599-1641) malte 1630 eine »Madonna mit Kind und dem Johannesknaben« (Alte Pinakothek, München). Der etwa zweijährige nackte Jesus wird dem Betrachter demonstrativ als Sohn Gottes und als Erlöser präsentiert. Das verehrungswürdige Knäblein ist nach heutiger Auffassung jedoch fettleibig. Schon im Kindergarten müsste es gegenwärtig damit rechnen, durch die anderen Kinder gemobbt zu werden.

Noch Auguste Renoirs (1841-1919) badende Mädchen – ein Motiv, das Renoir in zahlreichen Varianten darstellte – sind nach heutiger Vorstellung schlichtweg »adipös«. Renoir sah sie als Inbegriff weiblicher Attraktivität. Sie waren für ihn die »schönste Schöpfung Gottes« und ein elementarer Ausdruck der Natur. Er liebte es, ihre Konturen mit dem Finger nachzuzeichnen.

Bis etwa zur Wende ins zwanzigste Jahrhundert entsprach Renoirs Sichtweise der allgemeinen Auffassung, speziell bei Männern. Eine Karikatur aus dem Jahre 1904, die unter dem Titel »Blamage« in der satirischen Zeitschrift »Simplicissimus« erschienen war, zeigte, wie man die Sache sah. Ein Gatte zu seiner Frau: »Kind, du wirst unglaublich dürr. Ich muss mich wahrhaft genieren, wenn du mich betrügst.«

Im Mittelalter präsentierte man dünne Menschen in der Kunst. Die eher ätherisch wirkenden Gestalten dieser kunsthistorischen Epoche waren jedoch keine Schönheitsideale, sondern eine religiöse Demonstration der Bedeutungslosigkeit des Fleisches. Dünnheit bedeutete damals auch, dass der Mensch ein aus der Gnade Gottes gefallenes Geschöpf ist. Irgendwie hatte er damit seine Ganzheit verloren, die man sich nur »rund« vorstellen konnte. »Der dünne, bleiche Mensch auf den Bildern etwa des Dierck Bouts oder des Hieronymus Bosch« – so schreibt der Kunsthistoriker Wolfgang Christlieb – »ist der ›Sünder‹ im Sinne der christlichen Erlösungslehre. Das also, und nicht milieubedingte Unterernährung, ist der Grund seiner auffallenden Schlankheit«. (38) Die mittelalterlichen Oberschichten muss man sich gleichwohl als eher wohlgenährt denken, denn Leibesfülle galt im realen damaligen Leben als positives Statussymbol, und wo man es im Zeitalter der Ernährungsunsicherheit konnte, legte man sie sich zu.

Renaissance und Humanismus stellten den Menschen in den Mittelpunkt und ließen es zu, dass auch sein Körper in seiner Kraft und Schönheit zur Kenntnis genommen wurde. Männer werden nun – darin sind sie den heutigen Idealen ähnlich – zu Kraftprotzen, und Frauen zeigen sinnliche Rundungen oder wirken, wie bei Leonardo da Vinci, kraftvoll androgyn. Solche Renaissance-Einheitsmenschen aus weiblich und männlich sind jedoch keine hüpfenden Knabengestalten des heutigen androgynen Weiblichkeitsideals, sondern Kolosse, die mit beiden Beinen auf ihren Podesten stehen und kräftig »ich« sagen können.

Später wird gerade der weibliche Körper zum beliebten Objekt sinnlich inspirierter Kunst. Der französische Maler des 18. Jahrhunderts François Boucher (1703-1770) empfahl seinen Schülern: »Bei einem weiblichen Körper darf man kaum ahnen, dass er Knochen umschließt.« Boucher malte für den Hochadel des französischen Königtums und daher sind auf seinen Bildern keine dünnen Gestalten zu finden.

Es war noch die Zeit, in der Dünnsein mit Armut und Mangel assoziiert wurde. Magerkeit häufte sich bei den hungernden niederen Ständen, etwas Krankhaftes, ja Widerliches haftete ihr an. Wer es sich leisten konnte, war »wohlgenährt« und »stattlich«. Besonders Frauen hatten außerdem auf »adelige Blässe« zu achten. Gebräunte Haut galt als unfein, sie erinnerte zu sehr an Bäuerinnen, die auf Arbeit im Freien angewiesen waren. Die Einrichtung künstlicher Bräunungsanlagen hätte Hohngelächter hervorgerufen.

Seit jenen Tagen hat sich also einiges geändert. Die Frauengestalten der Maler Rubens und Boucher sind in die Träume ihrer heimlichen Liebhaber abgewandert. Stattdessen beherrschen drahtige Sprintertypen braungebrannt die Szene idealer Frauenschönheit. (39) Umso schwerer haben es die Dicken. Doch wer *ist* dick? Historisch, wie gezeigt, ist »dick« ein relativer Begriff. Aber auch heute sind sich die Experten nicht einig. Das Idealgewicht wird mittlerweile nach dem sogenannten Body-Mass-Index, kurz BMI berechnet. Dabei wird das Körpergewicht in Kilogramm geteilt durch die Körpergröße in Metern zum Quadrat. Doch die daraus resultierende Maßzahl sagt für sich alleine noch überhaupt nichts. Irgendjemand muss aufgrund der Zahlen festlegen, wo Übergewicht oder gar »Fettsucht« beginnen. Und wie macht man das? Und insbesondere *wer* tut es? Tun es die Ärzte? Die Schönheitsexperten? Die Krankenkassen?

Bis vor wenigen Jahren galten in den USA 60 Millionen Menschen als übergewichtig. Als das *Nationale Institut für Herz, Lunge und Blut* die Grenze zwischen Normal- und Übergewicht am 1. Juni 1998 absenkte, waren schlagartig 97 Millionen US-Bürger zu dick! Sind diese nun alle in Lebensgefahr?

Natürlich gibt es in den USA auch viele ernsthaft Übergewichtige. 110 Milliarden Dollar geben Amerikaner jedes Jahr für Fast Food aus. Nirgendwo grassiert die Fettleibigkeit so sehr wie jenseits des Atlantik. McDonalds und Burger King haben schon die Kinder in den USA fest im Griff. Im Sommer 2002 verklagten übergewichtige Amerikaner die Fast Food-Ketten auf Schadensersatz. Auch in anderen Industrieländern werden immer mehr Menschen dick. Sicherlich hängt das mit falschen Ernährungegewohnheiten und insbesondere mit der Industrialisierung des Ernährungswesens zusammen. Fertiggerichte enthalten jede Menge »Fettmacher«. Doch auch wenn keine versteckten Suchtstoffe in den Whoppers und Schnellgerichten stecken, ist der Vertrieb von Fast- und Junk-Food in gelungener konzertierter Aktion mit der Schlankheitsindustrie ein Riesengeschäft. Auch die Gesundheitsbranche kommt dabei auf ihre Kosten.

Dennoch fragt es sich, was denn eigentlich »dick« ist. Über ästhetische Maßstäbe kann man sich streiten. Den Dicken wird bekanntlich nachgesagt, sie seien besonders gesundheitsgefährdet. Diese Ansicht ist jedoch keineswegs unumstritten: Eine Reihe wichtiger medizinischer Studien hat ergeben, dass Menschen mit einem Gewicht von 20 bis 40 Prozent über dem »Normalgewicht« die höchste Lebenserwartung haben. Forschungsergebnisse aus Skandinavien zeigen, dass dicke Frauen länger leben als dünne. Selbst unter medizinischem Gesichtspunkt ist die Sache mit dem Fettsein also keine so eindeutige Angelegenheit, wie immer wieder behauptet wird. Zu viele Marktinteressen versperren den objektiven Zugang zu diesem Thema.

Dicksein, Last und Lust

Aber Dicksein ist nicht nur medizinisch ein ungelöstes Problem. Schlimmer ist die soziale Diskriminierung. Man kann Ausländer sein, schwarzhäutig, behindert oder nach Knoblauch riechen – nichts ist in den Augen der lieben Mitmenschen auch nur annähernd so schlimm wie die Fettleibigkeit. Schon die Sprache zeigt es: du *dicke* Kuh! du *Dickwanst* oder *Fettarsch*! Unsere Kultur behandelt dicke Menschen mit beispielloser Bösartigkeit. Zahlreiche Studien belegen, dass Dicke gesellschaftliche Außenseiter sind. In Untersuchungen beschrieben sechsjährige Kinder ihre dicken Kameraden als »faul«, »dumm«, »drekkig«, hässlich«, als »Lügner« und »Betrüger«. Im Vergleich zu Kindern mit Körperbehinderungen – so zeigen Umfragen – werden dicke Kinder als die »unsympathischsten« empfunden. 87 Prozent befragter Übergewichtiger gaben an, von ihrem Arzt respektlos behandelt worden zu sein. Umgekehrt belegen Untersuchungen, dass Ärzte mehrheitlich ihre dicken Patienten als willensschwach und hässlich beurteilen. Im besonders heißen Sommer 2003 titelt die Berliner »B.Z. am Sonntag« (10.08.03) in großer Aufmachung: »Nacktverbot für Dicke? In Parks, an Spree und Havel. Was meinen Sie?«

In den USA berichten dicke Menschen häufig, dass man hinter ihnen auf der Straße Schweinegrunzen nachahmt. Eine junge Frau erzählte, wie sich ein Professor ihres Colleges während einer Vorlesung vor mehr als hundert Studenten mitten im Satz unterbrach und zu ihr sagte: »Wann werden sie endlich abnehmen?«

Derartige Diskriminierung hat reale Folgen: Bei Einstellungsgesprächen werden schlanke Bewerber besser beurteilt als dickere. US-Studien zeigen, dass dicke Studierende trotz gleicher Qualifikationen seltener von Prestigeuniversitäten angenommen werden. Dicke werden seltener angestellt, schlechter bezahlt und schneller wieder gefeuert. Eine Untersuchung will belegen können, dass Angestellte pro Pfund Übergewicht mit jährlich rund 1.000 Dollar weniger rechnen müssen.

Dies ist auch Ausdruck der generellen und durch viele Studien belegten Tatsache, dass Attraktive aufgrund ihres Äußeren bevorzugt werden. Von der Partnersuche über die Schule, den Arbeitsbereich bis hin zur Gerichtsverhandlung schneiden die Schönen einzig aufgrund ihrer Schönheit besser ab als die Konkurrenz. Was das für die Dicken bedeutet, kann man sich denken.

Was ist es denn, was viele an den Dicken so abstößt? Zunächst einmal schlicht die Tatsache, dass sie »fett« sind. »Fett« ist heute ein Synonym für »widerlich«. Früher hieß es »eine fette Wiese«, und man meinte damit, sie sei ertragreich. Es gab »fette Jahre«, eine »üppiges Vermächtnis«, einen »fetten Braten«. Ein »fetter Mönch« war einer, der es sich gut gehen ließ. In der Jugendsprache steht »fett« immer noch für »cool«. Davon abgesehen ist heute »Fett« die Bezeichnung für ein Gift. Wer es zu sich nimmt, stirbt eines baldigen Todes. Fetten Leibes zu sein, scheint darüber hinaus gegen die Grundregeln des Anstands zu verstoßen.

Dahinter stehen typische Ängste. Zunächst die Furcht vor der Willensschwäche. Dicken wird nachgesagt, sie hätten keine Disziplin, ließen sich gehen. Mit ein wenig Anstrengung könnten sie schlanker sein. Dies ist natürlich ein Irrtum. Bei Dicken funktioniert in der Regel der Energieumsatz anders als bei weniger Dicken. Die Gewichtsregulation des Körpers fällt bei ihnen nicht so günstig aus. In der Regel hat das Fettsein genetische Ursachen. Nur rund zehn Prozent der Kinder, die zwei schlanke Elternteile haben, werden später übergewichtig. Ist jedoch ein Elternteil dick, werden schon vierzig Prozent der Kinder später gewichtsmäßig über dem Durchschnitt liegen, bei zwei übergewichtigen Elternteilen sind es bereits siebzig bis achtzig Prozent.

Während Dicksein also häufig ein Vererbungsproblem ist, findet man bei den Dicken im Schnitt keinerlei psychische Auffälligkeiten. Ihre Persönlichkeitsmerkmale unterscheiden sich in nichts von denjenigen der Dünnen. Sie sind völlig normal und auch nicht willenschwächer als andere. Wären sie umgekehrt besonders willensstark, würde es ihnen auch nichts nützen. Denn auch wer sich übermenschlich anstrengt, von seinen Pfunden herunter zu kommen, hat nur geringe Erfolgschancen. 95 bis 98 Prozent aller Diäten scheitern innerhalb von drei Jahren. Die meisten kommen dicker aus einer Reihe von Diätversuchen heraus, als sie hineingingen. Die Dicken auch.

Solche Wahrheiten passen natürlich nicht in den ideologischen Zusammenhang der Gegenwart. Da heißt es: Jeder ist seines Glückes Schmied! Wer schön sein will, muss sich eben anstrengen. So ist die Selbststilisierung, die sich im Body-Styling ausdrückt, ein käufliches Gut, das, sofern man die Gegenleistung erbringt, von allen erworben werden kann. Wer da nicht mithält, ist selbst dran schuld.

Darüber hinaus ist die den Dicken nachgesagte Willensschwäche scheinbar ein Zeichen für den Kontrollverlust. Etwas wuchert da vor sich hin, das weder zu bremsen noch zu formen ist. Wer sich nicht kontrolliert, der hat auch keine »Power«. Er *lässt sich gehen* – die Kardinalsünde wider den Geist der Zeit! Und was ist das für eine Verpackung, aus welcher der Inhalt herausquillt! Wo kann man die noch anbieten?

Eine Art Zügellosigkeit scheint von den Dicken auszugehen. Die amerikanische Filmemacherin Laura Kipnis hat sich in Chicagoer Pornoläden umgetan. Dort hat sie in Zeitschriften geblättert und Videos angeschaut. Die Titel der Zeitschriften lauteten *Plumpers*, *Life in the Fat Lane* oder *Jumbo Jezebel* – nach Auskunft der Verkäufer durchaus keine Ladenhüter. Hier wird »dick« noch wörtlich genommen und liegt in der Spanne zwischen 100 und 250 Kilo.

»Dass das Dicksein erotisch geladen ist,« – kommentiert Laura Kipnis – »in einer Kultur, die so manisch vom Schlanksein besessen ist, dass das Erbrechen nach dem Essen unter Studentinnen landesweit epidemische Verbreitung gefunden hat – ergibt entweder keinen Sinn oder ist völlig logisch (...)«. Es mag überraschen, dass dicke Menschen, speziell dicke Frauen, von nicht wenigen als ausgesprochen erotisch empfunden werden, auch die ganz dicken. »Logisch« daran ist nicht nur das Aufbegehren der Natur, denn *natürlicherweise* neigen unter erotischem Gesichtspunkt Männer eher zum etwas Fülligeren, sondern auch der gesellschaftliche Protest. Der Protest gegen das Normierte verleiht der Lust ihr Feuer. Eros lebt auch von der Grenzverletzung. Das Verbotene ist das Begehrte. »Dicksein,« – so formuliert Laura Kipnis – »ist an sich schon pornographisch.«

Vielleicht ist es »pornographisch«, weil Phantasien anklingen, die in jeder Pornographie mitschwingen: die Sehnsucht nach Entfesselung, nach Regression ins Bodenlose, in die Auflösung. Etwas haltlos Ausuferndes steckt in der Pornographie wie im Fettsein und unterwühlt die Gartenzäune unserer schönen neuen Welt.

Laura Kipnis kommt der hintergründigen Angst-Lust gegenüber der Fettleibigkeit auf die Spur, wenn sie schreibt: »Ein dicker Mensch ist eine personifizierte Plünderung – als ob Anarchie herrschte, der Aufstand ausbräche und man die Schaufenster einschlüge, um sich zu holen, was man will, wann man es will, ohne sich um Artigkeiten wie Respekt vor dem Eigentum anderer zu kümmern (...).« (40)

So ist und bleibt Dicksein etwas Ungehöriges, ja Schmutziges. »Bleib sauber!« heißt die Devise, und das bedeutet auch: sei anständig und dünn! Fett wird, so schreibt Naomi Wolf, »wie überflüssiger weiblicher Schmutz dargestellt, fast wie Krebsgewebe, eine träge oder verräterische Infiltration des Körpers mit einer übelkeitserregenden Masse von Abfallstoffen.« Der »weibliche Schmutz« einer »trägen« »Infiltration«! Was will unsere Kultur *damit* anfangen? Unkontrollierte Aufweichung, verräterisch zur Schau gestellt, glibberig, sich übel und überflüssig ausbreitende Weiblichkeit. Diese körperliche Masse abfallartig hingegossener Gewebe ist gleichzeitig unsauber und erregend.

Noch im 17. und 18. Jahrhundert verfügten selbst die Wohnungen der Reichen über keine Badezimmer. Man wusch sich kaum. Zunächst medizinisch begründet setzte ein Drang nach Hygiene ein, der ab dem Beginn des 19. Jahrhunderts zunehmend in eine Sauberkeitsideologie umschlug.

Unterdessen zeigt das Verhalten vieler Menschen ausgeprägte Merkmale eines Wasch- und Hygiene-Zwangs. Ständiges Duschen, mindestens täglicher Kleiderwechsel, Übertünchung vermeintlicher Körpergerüche mit Lotions, Sprays, Parfüms und Deos gehören zum andauernden Ritual. Die dadurch geförderte Zerstörung der körpereigenen Talg- und Duftschicht wird durch erneuten Mittel-Einsatz kompensiert. Kosmetika aller Art treten an die Stelle von Funktionen, die ehedem ohne den Einsatz von Chemikalien aufrechterhalten wurden. Dies betrifft auch das Immunsystem, das etwa im früher weniger sauberkeitsbesessenen deutschen Osten besser funktionierte als im phobisch auf die Vernichtung von Keimen und Bakterien ausgerichteten blitzblanken Westen, wie man bei Kindern nachgewiesen hat.

So ist das Dicksein offenbar der vollkommene Ausdruck für alles, was in dieser Kultur nicht sein darf und doch gleichzeitig fasziniert: für alles, was jenseits der ängstlich stilisierten Körperlichkeit, vollendeter Gesundheit, Sauberkeit und Fitness, der leistungsbesessenen Egomanie ins Uferlose strebt. Dicksein ist die Anmahnung des Körpers als Natur und damit für die Gegenwart eine Provokation.

Unter solchen Bedigungen scheint es nur eine einzige Lösung zu geben: eine durchschlagende Diät. Die nächsten Seiten verdeutlichen, dass von dorther jedoch wenig Hilfe zu erwarten ist.

Diäten – Sisyphosarbeit in fremder Fron

Von einer kollektiven Fett-Phobie zu sprechen, ist gewiss nicht über-trieben. Die Weltgesundheitsorganisation spricht, was den Kampf ge-gen die Pfunde angeht, jedenfalls von einer globalen Epidemie. Irgend-wie muss man dort Wind davon bekommen haben, dass Körperfett keineswegs der Menschheitsfeind Nummer eins ist und eher umge-kehrt die verbreitete Diät-Hysterie zu einem Problem der Weltgesund-heit zu werden droht.

Bislang las es sich in dieser Hinsicht noch ganz anders. In schöner Harmonie mit der Körperkult-Industrie, mit den Medien, der Pharma-Lobby und den Schönheits-Machern jeder Couleur verkündete auch die Wissenschaft: Übergewicht ist ungesund, erste gesundheitliche Bürgerpflicht ist also das Abspecken!

Unterdessen ist die Einheitsfront von Medizinern, Ernährungsbe-ratern und Körperkult-Industrie zerbröckelt. Irgendjemand hatte wohl »gepetzt«, geschäftschädigende Informationen machten die Runde, und so kam – wieder einmal – heraus, dass die Wissenschaft über weit weniger gesichertes Wissen verfügt, als es schien und der am Körper-kult verdienenden Lobby recht war. Plötzlich wurde bekannt, dass die Daten, auf denen die Fett-Phobie beruht, absolut ungesichert sind.

»Lasst uns abstimmen«, forderte der Pariser Übergewichtsexperte Professor Bernard Guy-Grand 1999 auf einem Fachkongress an der Mailänder Universität, wo sich mehrere Hundert Kollegen versammelt hatten. »Führt Abnehmen zu einer besseren Gesundheit und einem längeren Leben – ja oder nein?« Es war ganz offensichtlich, dass die Experten es schlichtweg nicht wussten. Der eine glaubte dies, der andere jenes. Und so wurde dokumentiert, dass die Öffentlichkeit über Jahrzehnte hinweg von falschen Voraussetzungen ausgegangen war:

Dass Abnehmen gesundheitsförderlich sei, ist ein willkürlicher Glaubenssatz. Auch das Gegenteil könnte richtig sein.

Sollte dies der Fall sein, müsste man ernsthaft um eine Reihe von Arbeitsplätzen fürchten. Zwischen 1985 und 1991 kamen auf dem deutschen Buchmarkt 666 Bücher zum Thema Schlankheit und Diät heraus. »Frauenzeitschriften« leben vorwiegend von diesem Thema. 1989 wurden in den USA allein für Diäten und die damit zusammenhängenden Dienstleistungen 29 Milliarden Dollar ausgegeben. 1990 waren es bereits 33 Milliarden, 2001 wurden 40 Milliarden gemeldet. Auch Ärzte verdienen ein ganze Menge am echten oder eingebildeten Übergewicht, Pharmaunternehmen, die zunehmend auf die Vermarktung von Lifestylepillen setzen, erhoffen sich Umsatzzuwächse durch Anti-Fett-Präparate. Die Aufzählung sämtlicher Industrie- und Dienstleistungszweige, die rund ums Dicksein Kasse machen, würde Seiten füllen.

Dennoch hört man zur Zeit immer häufiger, was auch Michael Berger, Präsident der Europäischen Diabetes-Gesellschaft vertritt: »Der Zusammenhang zwischen Übergewicht und Lebenserwartung ist gar nicht so eklatant.« Und David F. Williamson vom *Center for Disease Control and Prevention* (CDC) in Atlanta (USA) nach einer Untersuchung an 50 .000 Männern: »Unsere Studien stützen den Glauben nicht, dass Abnehmen das Leben verlängert.«

Sicher sollte man hier unterscheiden: Es gibt »Fettsüchtige«, die sich zurecht gesundheitliche Sorgen machen, und die vielen, welche ein wenig mehr auf den Rippen haben, als es heute Mode ist. Zwischen wohlgenährten und fetten Leuten liegt eine weite Spanne. Da aber auch »Normalgewichtige« heute in der Regel abnehmen wollen und sogar viele der Untergewichtigen glauben, sie seien zu dick (bei Frauen sind es rund die Hälfte), können wir die wirklich krankhaft Fetten hier einmal vergessen. Natürlich gibt es Fälle, in denen es Sinn hat, unter Aufbietung aller Möglichkeiten das Körpergewicht zu reduzieren. Aber von welchem Punkt an wird Dicksein zum Risiko?

Bislang konnten sich die Wissenschaftler lediglich darauf einigen, dass das Sterblichkeitsrisiko ansteigt, wenn der Body-Mass-Index/BMI (Gewicht in Kilogramm geteilt durch das Quadrat der Körpergröße in

Metern) größer als 30 ist. In dieser Gewichtsklasse befinden sich aber nur wenige. (In der Schweiz sind es etwa fünf Prozent der Erwachsenen.) Aber auch diese Einigkeit wird aufgrund diverser Ergebnisse eher als »Gentleman-Agreement« entlarvt im Sinne der oben zitierten Abstimmung.

Beeindruckend waren hier die Ergebnisse eines Projekts der Universität Ulm. In einer Langzeitstudie hatte man dort rund 8.000 Bauarbeiter im Alter von 25 bis 65 Jahren untersucht. Wie zu erwarten, hatten die Dicksten am häufigsten Bluthochdruck und Diabetes bzw. Ansätze zu einer koronaren Herzkrankheit. Das war bedenklich. Völlig paradox schien daher ein weiteres Ergebnis: Die Dicken waren offenbar gesundheitlich stabiler als die schlankeren Kollegen: Wer einen BMI von 30 oder mehr (!) auf die Waage brachte, hatte eine um sechzig Prozent niedrigere Sterblichkeit, verglichen mit jenen, die ein »ideales« Gewicht von weniger als 22,5 BMI aufwiesen.

»Die Ulmer Langzeitstudie ist bereits die sechste, die ein solches ›paradoxes‹ Ergebnis ans Tageslicht bringt. Doch darüber predigen Fettsucht-Kleriker nicht«, kommentiert der Ernährungswissenschaftler Nicolai Worm diesen Tatbestand. (41)

Gegenwärtig sieht es so aus, als könne man folgende »Faustregel« aufstellen: *Mäßiges Übergewicht ist am gesündesten!* Die große Mehrzahl der Studien zeigt weltweit, dass die höchste Lebenserwartung mit einem BMI von 24 bis 29 gekoppelt ist – wenn also schon ordentlich Speck auf den Rippen sitzt.

Dabei spielen Geschlecht, Alter und Hautfarbe eine Rolle, auch kommt es darauf an, *wo* am Körper das Fett sitzt. Ferner scheint es günstig zu sein, wenn jemand sein Gewicht einigermaßen stabil hält oder über Jahre hinweg nur ein klein wenig zunimmt. Vermieden werden sollten stärkere Gewichtsschwankungen zum Beispiel durch Diäten. Deshalb müsste obige »Faustregel« differenziert werden. Dennoch gilt: *der Schlankheitswahn hat keine wissenschaftliche Basis!*

Ein wenig »Übergewicht« hat auch noch andere Vorteile: Über 35 Studien zeigen weltweit, dass höheres Gewicht mit niedrigeren Krebsraten einhergeht. Außerdem findet man bei höherem Gewicht weniger tödlich verlaufende Infektionskrankheiten, das Osteoporose-Risiko sinkt, Bluthochdruck scheint bei Dicken zwar häufiger vorzukommen, aber weniger gefährlich zu sein als bei Dünnen.

Ist also die Magerkeit – wie man in früheren Zeiten immer schon wusste – ein Gesundheitsrisiko, so sind Diäten in der Regel eine Art Attentat auf den Körper. Diäten sind alles andere als gesund: Nebenwirkungen sind Magen-Darm-Störungen, Reizbarkeit, Schlaflosigkeit, Depressionen, Gallen- und Nierensteine, Irritationen des Stoffwechsels, Leberfunktionsstörungen, Gicht, Erhöhung des Diabetesrisikos und vieles mehr.

Die Liste ließe sich endlos fortsetzen. Naomi Wolf muss zugestimmt werden, wenn sie in ihrem Buch »Der Mythos der Schönheit« resümiert: »Eine länger andauernde reduzierte Kalorienzufuhr scheint ein schwerer Schock für den Körper zu sein, auf den er mit zerstörerischen Folgen reagiert.« (42) Darüber hinaus sind Diäten mit der Einnahme von Drogen vergleichbar: sie enthalten ein beachtliches Suchtrisiko. So gut wie jede Magersucht begann ganz harmlos als Diät. Begleitet von guten Ratschlägen aus den »Frauenzeitschriften« schlitterte manche junge Frau, ohne es zu ahnen, in eine der gefährlichsten seelischen Erkrankungen hinein, die nahezu in jedem fünften Fall zum Tode führt.

Dabei sind die meisten Diäten schon deshalb gänzlich nutzlos, weil sie nicht bringen, was man von ihnen erwartet. Sie machen (außer bei Magersüchtigen) in der Regel nicht dünner, sondern dicker!

Offenbar besitzt der Körper eine Art »Fettgedächtnis«. Während der Diät wird er gezwungen, von seinen Fett- und Eiweißreserven zu leben. Besonders drastisch bei der sogenannten Null-Diät, die den willensstärkeren Naturen liegt. Früher bestand diese Null-Diät in periodisch wiederkehrenden Hungersnöten. Im Laufe der Evolution hat der Körper daher die Fähigkeit ausgebildet, den Verlust an Fett, sobald es wieder Nahrung gab, aufzuholen, ja mehr noch: durch ein Plus an Fett die überschüssige Energie für die nächste Hungerperiode zu horten.

So ist der Körper in der Lage, sein Gleichgewicht innerhalb gewisser Grenzen den Selektionsbedingungen einer unfreundlichen Umwelt anzupassen. Diese heute als Jo-Jo-Effekt verschriene Funktion ist offenbar in keiner Weise zu überspielen. Man geht daher davon aus, dass Diäten in mehr als 90 Prozent aller Fälle mittel- und langfristig völlig erfolglos oder gar kontraproduktiv sind. Das meint auch die Psychologin Kelly Brownell, Expertin für Fragen der Gewichtskontrolle an der Yale Universität (USA). Wenn sich der Erfolg von Diäten danach bemesse, ob man fünf Jahre lang sein ideales Körpergewicht halten könne, sei es statistisch wahrscheinlicher, von fast jeder Form von Krebs geheilt zu werden als von Übergewicht. Auch die Chancen, zu guter Letzt um etliche Kilo zugelegt zu haben, stehen nicht schlecht.

Aber wenn es nur dieses wäre! Der Ernährungswissenschaftler Nicolai Worm ist nicht der Einzige, der vor Diäten warnt. Mit besonderer Akribie hat er sich über die Vielzahl der Studien hergemacht und ein vernichtendes Urteil gefällt: »Nun sitze ich hier an meinem Schreibtisch mit *26 Originalarbeiten, alles Studien, die zeigen, dass Abnehmen mit erhöhter Sterblichkeit einhergeht!* (...)

Es ist offenkundig: Die bei weitem überwiegende Zahl der Studien lässt darauf schließen oder deutet darauf hin, dass Abnehmen für die meisten Menschen mit einem gesteigerten gesundheitlichen Risiko einhergeht! Nicht einmal ein überzeugender Beleg existiert bis jetzt dafür, dass Übergewichtige nach Abnehmen wenigstens ihr Herz-Kreislauf-Risiko reduzieren, weswegen ihnen ja Abnehmen eigentlich angeraten wird. Im Gegenteil und besonders zu bedenken: Immer wieder ist es gerade die Herzinfarkt- bzw. die Herz-Kreislauf-Sterblichkeit, die nach dem Abnehmen erhöht ist!« (43)

Die neue Flexibilität

Sobald sich einmal herumgesprochen hat, dass die meisten Diäten die Gesundheit schädigen und übertriebenes Schlanksein das Leben verkürzt, sollte eigentlich der Tanz um die »gute Figur« beendet sein. So könnte man jedenfalls meinen.

Aber so einfach ist das nicht. Wir hatten festgestellt, dass es dem Magersüchtigen eigentlich um Leistung geht. Er betrachtet den Fortschritt im Abmagern als seinen persönlichen Erfolg. Nur die Übertreibung führt schließlich dazu, dass er auf der Leiter des Erfolgsstrebens nicht ganz oben landet, sondern zu guter Letzt im Krankenhaus. Der Diätwahn verfolgt die gleichen Ziele, wenn auch nicht so deutlich.

Was aber ist es, das Menschen dazu bringt, ihr Leistungs- und Erfolgsstreben am eigenen Körper abzureagieren? Wenn wir davon ausgehen, dass Körper Symbole sind, so müssten wir uns erneut fragen: Was wird hier symbolisiert? Wir können uns auch fragen, ob Körper etwas *sagen*. Symbole sind *Zeichen*. Was *sagen* Körper?

Zunächst einmal sagen sie, dass es offenbar unpassend ist, dick zu sein. Dagegen scheint es eher zu passen, über eine Art biegsame, sprungbereite Geschmeidigkeit zu verfügen, die sich mit fettfreier, stets aktiv gehaltener Muskulatur verbindet. Doch zu was passen solcherart Körper, und was sagen sie, sei das Umfeld, dem sich auch die Körper anzugleichen hätten?

Hier erscheint nun der Körperkult durchaus nicht mehr als so irrational, wie es – kritisch betrachtet – zunächst wirken könnte. Denn dem zugerichteten Körper entspricht in seiner Beschaffenheit der zugerichtete Mensch. Nun wird von den Menschen heute in erster Linie eines erwartet, nämlich dass sie sich in den Rahmen der immer konsequenter radikalisierten Marktwelt eingliedert und diese Marktwelt ist immer weniger auf überschaubare Räume beschränkt. In weltumspannender Entgrenzung stellt sie den Einzelnen in einen Zusammenhang, der uferloser nicht zu denken ist. Schauen wir einmal genauer hin, was da vor sich geht.

Da werden nicht nur die Körper immer dünner, da wird auf der ganzen Linie abgespeckt! Staat und Wirtschaft befinden sich in einer Abmagerungskur. Nach einigen Jahrhunderten seiner Entwicklung zeigt sich der Kapitalismus ohne Beiwerk und Takelage – gewissermaßen hüllenlos.

Setzen wir einmal voraus, dass es für Kapitaleigentümer stets eher lästig war, dass sie nur mit Hilfe von Arbeitskräften produzieren und Profit realisieren konnten (Arbeitskräfte waren unzuverlässig, nicht selten rebellisch, verlangten nach Absicherung und Versorgung), so macht es die technologische Entwicklung heute möglich, mit immer weniger Menschen auszukommen. Zwar ist die kapitalistische Expansion keineswegs an ihrem Ende angelangt und birgt noch erhebliche

Gewinnchancen, aber dieses Wachstum – »Jobless Growth« genannt – geht gewissermaßen an der Lebenswelt der breiten Bevölkerung vorbei.

Gerade dieser Punkt kann die Menschen nicht unbesorgt lassen. Zunächst sieht es nur so aus, als müsse eben auf allen Ebenen ein wenig gespart werden, aber schließlich zeigt sich, dass da etwas viel Grundsätzlicheres im Gange ist: »Die Wirtschaft« kommt zunehmend ohne Menschen aus, sie ist sich selbst genug. Nicht nur die Individuen befassen sich mit dem Abspecken, allenthalben geschieht es. Im betriebwirtschaftlichen Jargon heißt dies »Downsizing« oder »Lean Production«. Dem entspricht auf der politischen Ebene der »schlanke Staat«, hergestellt durch »Deregulierung«, was ebenfalls mit dem Abwurf von »Ballast« verbunden ist, etwa mit der Beseitigung« von Solidarverpflichtungen, wie sie sich aus dem grundgesetzlich verbürgten Sozialstaatsprinzip ergeben.

In allen Fällen bedeuten diese Formen der Verkleinerung nicht etwa Bescheidung, die Einsicht vielleicht, dass sich unter menschlichem oder ökologischem Maß die Welt der Artefakte doch ein wenig zu sehr aufgebläht habe. Sparsamkeit könnte ja auch meinen, an die Stelle uferloser Verschwendung den sorgsamen Umgang mit der begrenzten Natur zu setzen. Aber das Gegenteil ist der Fall: Wie bei der technischen »Miniaturisierung« liegen in der »Verschlankung« erst recht gesteigerte Leistung und ungeahnte Power. Weiteres Wachstum ist angesagt, größere Leistung, aber bei schlankerem Aufwand. Alles, was nicht vollständig dem Diktat ökonomischer und technologischer Effektivität entspricht, muss weg, entsorgt werden, verschwinden. Es ist, als könne sich die Ökonomie »endlich« von ihrer lästigen Fesselung an das Irdische befreien und erleichtert zum Höhenflug ansetzen. In dieser Höhe sind dann die Gebrechen des alten Adam ausgetilgt, der stets stöhnte, er habe noch anderes im Sinn, als sich nur um »Effizienz« zu kümmern. Vorbei dann die sozialen Rücksichten auf überflüssige Pfunde, die man nutzlos mit herumschleppte: Rationalisierung pur geht strikt aufs Eigentliche, und dieses liegt nun einmal kapitalistisch in einer möglichst positiven Abschlussbilanz.

Nun war Rationalisierung betriebswirtschaftlich schon immer unausweichlich unter dem Zwang des ökonomischen Prinzips. Stets blieb jedoch die Frage offen, in welchem Ausmaß Profite auch tatsächlich realisiert werden sollten. Es musste nicht nach den Prinzipien des sogenannten »Shareholder Value« geschehen, das heißt zur ausschließlichen Freude der Aktionäre. Zumindest in guten Zeiten war es durchaus möglich zum Beispiel gemeinnützige Einrichtungen zu sponsern, seine Steuern zu bezahlen oder für die Belegschaft den Betriebsausflug zu finanzieren. Lean Production verpflichtet aber zu unternehmerischer Schlankheit der besonderen Art. Nun heißt es – angeblich unter dem Druck einer globalisierten Konkurrenz –, sich nicht nur von den Schlakken sozialer Verpflichtungen zu befreien, sondern – soweit möglich – von den Arbeitnehmern.

Hier könnte man zynisch werden, indem man auf die besondere Art der »Schlankheit« hinweist, die der Hunger mit sich bringt. Der Soziologe Ulrich Beck spricht von der »Brasilianisierung« der Lage in den Industrieländern durch die Abkoppelung des Wirtschaftswachstums und der Gewinnsteigerung der Unternehmen von der Verbesserung der Arbeits- und Einkommenssituation der Beschäftigten. Nur rund 35 Prozent der wirtschaftlich aktiven Bevölkerung sind in Brasilien durch irgend eine Art der sozialen Sicherung geschützt, während die große Mehrheit schlicht ausgemustert und an den Rand gedrängt worden ist. (44)

Doch es gibt auch Gründe, ausgemergelt zu sein, wenn einen noch nicht die absolute Armut erreicht hat. Schlank sollte auch sein – jedenfalls nicht behäbig und gemütlich –, wer sich jederzeit auf dem Sprung befindet. Es könnte ja sein, dass man doch noch einen Arbeitsplatz ergattert oder durch dies und jenes irgend sonst wie zu Geld kommt. Aber wie macht man das? Wie schafft man es, im Hin und Her der Marktanforderungen zu überleben? Die Antwort lässt sich heute in einem einzigen zentralen und allzeit gegenwärtigen Stichwort zusammenfassen, es lautet: *Flexibilität*! Flexibilität wird zur Kardinaltugend der Zeit. Wer flexibel ist – so hört man allenthalben, – sich flexibel zeigt, der habe eine Chance. Ohne permanente, rasche Anpassung jedoch sehe die Zukunft düster aus. Das gelte für Unternehmen in der gleichen Weise wie für den Einzelnen. Das betriebliche Kapital – so die Botschaft

neoliberaler Ökonomen – sei auf das nachweislich effektiv Funktions-
taugliche zu reduzieren, die zurück gebliebenen Arbeitskräfte seien zu
größerer Arbeitsleistung und Wachsamkeit zu verpflichten, denn aus
dem Stand heraus, gewissermaßen »just in time«, müsse in blitzschnel-
ler Reaktion flexibel auf jeweilige Marktimpulse reagiert werden können. Ein solches »Reengineering« (die »Neukonstruktion« eines Betrie-
bes nach den Grundätzen der Lean Production) habe also in erster Linie
auf Wendigkeit zu achten und darauf, alle Kräfte aufs Äußerste zu span-
nen und einem einzigen und totalen Zweck zu unterwerfen: dem ökonomischen Erfolg.

Was für ein Unternehmen noch Sinn haben kann, ist für den Einzelnen eine Zumutung, jedenfalls dann, wenn es zur Devise seines
Lebens wird. Dem Einzelnen gegenüber gehört die Forderung, flexibel
zu sein, in den Katalog der sogenannten Sekundärtugenden. Es wird
nicht mitgesagt, zu welchem Zweck das gut sein soll, außer eben zum
wirtschaftlichen Überleben. Sei diszipliniert flexibel! könnte es heißen
und dies bitte zu jeder Zeit. Heute fordert man dies von dir und morgen
jenes. Entscheidend ist, dass du es schneller tust als alle anderen und
deine Rücksichten und Bedenken über Bord wirfst.

Natürlich ist es für eine solche Hektik nicht günstig, irgendetwas mit
sich herum zu schleppen, das einem im Ernstfall im Weg ist, seien es
Überzeugungen, persönliche Bindungen oder eben überflüssige Pfunde. Auch ist es ganz unmöglich, anzugeben, auf was man sich eigentlich gefasst machen muss, um unter diesen Bedingungen überleben zu
können. Es ist das Dilemma der heutigen Bildungsinstitutionen, dass es
keine verbindlichen Inhalte mehr zu geben scheint, die jemand mit
Sicherheit morgen noch brauchen kann. Deshalb wird zunehmend
gefordert, sich dort auf die Schulung formaler Lern- und Arbeitstech-
niken zu beschränken, mit anderen Worten auf die Vermittlung von
Flexibilität. Der Soziologe Ulrich Beck fasst diese Perspektive in einer
wenig ermutigenden Formulierung zusammen: »Freue dich, dein Können ist veraltet und niemand kann dir sagen, was du lernen musst, damit
du in Zukunft noch gebraucht wirst.« (45) Die restlose Formalisierung,
die charakteristische Inhaltsleere des ökonomischen Imperativs in dieser
Zeit verlangt lediglich die vollständige Wendigkeit und Mobilität. Wich-

tig ist es nur, ständig mitzubekommen, was gerade gespielt wird, damit man beim jeweiligen Ringelpietz dabei sein kann und etwas abkriegt.

In einer solchen Welt steht der eigentumslose Einzelne ganz schön alleine da. »Individualisiert« soll er sein, als »Ich-AG« oder »Ich-GmbH« soll er funktionieren, als Selbstunternehmer sich ins globale Marktgeschehen eingliedern. Vermittelt durch das sogenannte »Outsourcing«, die Auslagerung von Funktionen, die im verschlankten Unternehmen als nicht mehr rationell erscheinen, findet sich der Einzelne plötzlich jenseits der alten Sicherheiten wieder. Oder ihm ist schlicht gekündigt worden. Durch Zeitarbeitsverträge nur noch zeitweise gesichert, durch Leiharbeitsfirmen leihweise zum Verdienst zugelassen oder scheinselbständig Tag und Nacht im abhängigen Dauerstress, hat zwar ein Großteil der Bevölkerung immer noch ein Auskommen; aber bei hoher permanenter Arbeitslosigkeit verlangt das gleiche Einkommen einen höheren Einsatz und eine längere Arbeitszeit.

Denn wie ist die typische »Ich-AG« beschaffen? Die Bezeichnung ist treffend gewählt. Die neuzeitliche Sicht, nach welcher der Mensch sich selbst Eigentum ist, das im Laufe des Lebens Dividende abwerfen soll, schwingt hier mit, aber in erster Linie geht es um das »Ich«. Das Ich ist die kleinste Einheit nicht nur der Gesellschaft, sondern auch der Persönlichkeit. Das Ich ist sozusagen der schlanke Rest eines Rationalisierungs-Prozesses. Ein restloses »Downsizing« aller Anteile, Zusammenhänge und Bindungen, die dieser Miniaturisierung im Wege stehen, führt zum Ego des nur noch kalkulierenden »Homo Oeconomicus«. Vom Lebenssinn könnte man sprechen, von den eigentlich wichtigen Dingen wie vielleicht Freundschaft, Liebe, Religion, Kunst und Philosophie, aber von alledem ist hier nicht die Rede. Der »verschlankte« Mensch hat weder die Zeit noch die Möglichkeit, sich darum zu kümmern. Im Rahmen seiner Mini-AG wäre das Verschwendung von Ressourcen. Wer einmal mitbekommen hat, in welchem Ausmaß sich die meist jungen Leute innerhalb einer so erneuerten Arbeitswelt Tag und Nacht selbst unter Druck setzen und bei andauernder beruflicher Erreichbarkeit zwischen Handy und PC über keine Minute freie Zeit mehr verfügen, der weiß, wovon die Rede ist. Die Furcht, morgen schon nicht mehr nachgefragt zu sein, nicht mehr mithalten, sich nicht mehr anpas-

sen zu können, führt Regiment und spiegelt dem Einzelnen dennoch
so etwas wie Freiheit vor, auch wenn es die Freiheit ist, stündlich tun
zu dürfen, was der radikalisierte Markt erzwingt.

Diese neue und in einem neuen Anlauf der sich globalisierenden
Ökonomie gesteigerte Transformation des Lebens zu einer Ware, die
»Zurichtung des Menschen zum Funktionselement des Marktes« und
seine Deformierung zum Produktionsfaktor geht – wie der Sozialwissenschaftler Johanno Strasser zutreffend hervorhebt – davon aus, dass
die Einzelnen ihre eigene Verdinglichung selbst betreiben. Die vormalige
Solidargemeinschaft, die aus traditionellen (etwa familiären) Wurzeln
oder sozialstaatlichen Verpflichtungen noch ein Stück weit Schutz gegenüber der totalen Selbstinstrumentalisierung bietet, erodiert zunehmend. Zurück bleibt die Ich-AG, welche sich räumlich und zeitlich in
völliger Flexibilität der neuen Unübersichtlichkeit auszuliefern hat. Diese
oft klägliche Job-Hobberei bei verlängerten und zum Teil totalisierten
Arbeitszeiten, der Zwang sich gegebenenfalls auch weit unter Wert verkaufen zu müssen oder auch Jahre der Arbeitslosigkeit klaglos hinzu-
nehmen, stets die »Reservearmee« anderer »individualisierter« Ich-AGs
im Rücken, soll als selbst gewähltes Schicksal freudig angenommen und
als »Selbstverantwortung« für das eigene Leben begrüßt werden.

Dass hier nicht von Marginalien die Rede ist, zeigt die Statistik: »Die
höchste Zuwachsrate überall auf der Welt haben flexible Arbeit und
prekäre Beschäftigung«, so Ulrich Beck. »Das gilt auch für Deutschland.
1980 bis 1995 sank der Anteil von abhängig Beschäftigten in Normalar-
beitsverhältnissen hierzulande von 80 auf etwa 68 Prozent.« Um 2010
hätten bei Fortschreibung dieses Trends nur noch die Hälfte der abhängig Beschäftigten einen arbeits- und sozialrechtlich abgesicherten Voll-
arbeitsplatz mit langfristiger Sicherheit. (45)

Und natürlich trifft diese Situation besonders hart die Frauen.
Wieder zeigt sich, in welchem Ausmaß quasi patriarchalische Strukturen in die Wesensmomente des Kapitalismus eingelagert sind. Was
Männer noch so eben wegstecken können, ist für Frauen eine Zumutung und natürlich auch für Kinder oder Alte. Der marktwirtschaftlich
instrumentalisierte Mensch ist eher eine schlechte Utopie als eine leb-
bare Realität. Man kann, wie in den USA verbreitet, mit seinem Häus-

chen als Anhänger am Familienauto von Job zu Job eilen. Aber wie ist es dann um die schulische und soziale Einbindung der Kinder bestellt? In welchem Altersheim verkommt die zurück gelassene Oma? Besser ist es da, überhaupt keine Familie zu haben. Wie schon oft bemerkt wurde, ist die *Single-Gesellschaft* die zuende gedachte Konsequenz einer solchen Wirtschaftsordnung.

An der Sprache der Wirtschaftswissenschaft zeigt sich im Übrigen die verdinglichende Interpretation solcher Tatbestände. Da ist von *mobilem Kapital* und von *immobilen Produktionsfaktoren* die Rede. Ein ziemlich immobiler Faktor ist der Mensch. Er kann mit der Flexibilität des mobilen Kapitals nie ernsthaft konkurrieren. Der »Faktor Arbeit« gerät im Vergleich zur grenzenlosen Beweglichkeit der Geldströme und zur Ausnutzbarkeit einer Tag und Nacht dienstbereiten Technologie zunehmend ins Hintertreffen. Den funktionalen Forderungen einer um ihrer selbst willen tätigen Ökonomie kann er nicht mehr genügen. Unter ihrem Diktat wird er zum Außenseiter. Gewissermaßen als Relikt der ökonomischen Abmagerungskur hat er als ewig Gestriger das Nachsehen. Er bleibt letztendlich doch an seine Scholle gefesselt, mag er auch emsig ein paar Kilometer hin und her flitzen. Manchmal hilft der Computer (»Telearbeit«), sich auch über gigantische Entfernungen hinweg zu verkaufen. Aber nicht immer geht das. Man vergegenwärtige sich die laute Hektik eines Börsentages, um ahnen zu können, wie sich hier das *mobile Kapital* »sachgerechter« verhält. Es ist immer zu jeder Zeit an jedem Ort, also gottgleich omnipräsent und symbolisiert dadurch, welcher Religion es dient. Der kleine Mensch bleibt aber darauf angewiesen, dass man ihm seine ökologische Nische jenseits des wirtschaftlichen Pantheons lässt. Dort lebt er auch vom ökonomisch gesehen »Überflüssigen«. Ein »Recht auf Faulheit« ist damit noch nicht einmal eingeklagt. Wenn eine Frau über mindestens 25 Prozent Fettgewebe verfügen muss, um fruchtbar zu sein, – also über viele »überflüssige« Pfunde –, so benötigt der Mensch in seiner Hinfälligkeit und Irrationalität eine Menge Dinge, die rein kalkulativ gesehen vielleicht wenig Sinn haben, aber dennoch den Nerv des Lebens treffen. Sofern »die Wirtschaft« *dafür* nichts mehr abwirft, hat sie irgendwie ihren Zweck verfehlt.

Vorläufig jedoch rüstet man zur großen »Deregulierung«. Und die
Menschen versuchen, diesem »Downsizing«, so gut es gehen will, zu
entsprechen. Frustriert verschlingen sie Fast-Food, doch andererseits
kämpfen sie verbissen darum, sich am eigenen Körper zu bestätigen,
wie sie dennoch mithalten: Wer sich nur anstrengt, muss nicht verzwei-
feln. Aber wirklich gebraucht wird höchstens, wer jung, schlank, flexibel, fit und durchtrainiert ist. Die Vermarktungsikone Körper steht
dabei im Mittelpunkt dieser Art von »Selbstverwirklichung«.

»Wenn die Sonne aufgeht, musst Du rennen«

Die Welt der radikalisierten Märkte wirft den Einzelnen aber nicht nur
im Hinblick auf seine berufliche Stabilität in die Unsicherheit. Sie
begegnet ihm zugleich von der Konsumseite her als eine Welt des
unsicheren Verbrauchs. Noch ist es unklar, wie diese beiden Seiten
einer neokapitalistischen Realität in Zukunft miteinander einher gehen
sollen: »die Wirtschaft« will ohne Menschen produzieren, und diese
wenigen sind auch noch ungesichert. Sie setzt aber dennoch darauf,
dass Arbeitnehmer als Konsumenten in erster Linie an eines denken,
nämlich daran, wie sie ihr eingenommenes Geld wieder ausgeben
können. Wo diese Zweiheit noch einigermaßen funktioniert: arbeitsa-
mer Einsatz für höheren Verdienst und die ungebremste Lust am
Konsum, da wäre die Marktwelt noch in Ordnung.

Doch es kann auch hier nichts Sicheres prognostiziert werden. Wer
in welchem Ausmaß oder gar überhaupt noch am Massenkonsum
zukünftig wird teilnehmen können, – das steht heute in den Sternen.
Hier sägt die Marktgesellschaft an dem Ast, auf dem sie sitzt. Denn was
würde geschehen, wenn die meisten nur noch ein kümmerliches Einkommen realisieren können, das gerade zum Notwendigsten reicht,
aber nicht mehr zum Konsum als Kompensation? Wird doch die stum-
me Zustimmung zur totalen Ökonomisierung des Lebens in erster Linie
durch die Teilnahme am Massenkonsum erkauft. Die so häufig analysierte »Erlebnisgesellschaft« des »Konsumismus« – was ist sie denn

anderes als ein Ersatz für den Mangel am Eigentlichen, zum Beispiel für den Mangel an Sinn?

Zur Zeit wird ausprobiert, wie weit man die Durchschnittseinkommen herunterfahren kann, ohne dass sich politisch störender Ärger ausbreitet. Im Sinne der globalisierten Konzerne hat die neue Strategie Sinn, denn Gewinne lassen sich weltweit realisieren, ohne dass die »einheimische« Bevölkerung daran bedeutend Anteil nehmen müsste. Und zur Zeit funktionieren die alten sozialpsychologischen Mechanismen noch. Diese setzen voraus, dass folgende Grundsätze gelten: Es muss immer etwas zu kaufen geben, es muss immer etwas Neues zu kaufen geben und es muss immer mehr zu kaufen geben. Wenn man alles besitzt, so werden eben »Erlebnisse« gekauft, z. B. Sex, ein »megamäßiges« Feeling oder einfach ein neuer »Body«. Der Steigerung der Arbeitsintensität entspricht also eine Erhöhung der Konsumintensität. Beides zusammen genommen wird heute mit einer Intensivierung des Lebens verwechselt.

Eine Anzeige in der *New York Times* verkündete bereits 1976 diese Intensivierung von der Konsumseite her: »Wir werden noch weiter reisen. Und viel öfter. Wir wollen auch mehr Tennis spielen. Und am Wochenende häufiger skifahren oder campen. Und unsere allmonatliche Wein- und Käseparty können wir jetzt *jede Woche* feiern. Wir wissen eben, was wir vom Leben wollen (...) Wir können nicht nur *mehr* reinstecken, sondern auch *mehr* herausholen.« (46)

Dabei ist diese Art der Lebensintensität grundsätzlich marktwirtschaftlich vermittelt. Es ist vielen zum Beispiel unmöglich, einfach Rad zu fahren. Sie fühlen sich genötigt, es in der »vorschriftsmäßigen« Kluft zu tun. Natürlich kosten heutige Fahrräder (bei gewiss größerer Leistung) ein Vielfaches der früheren und man besitzt als Radler selbstverständlich mehrere davon. Grundsätzlich wird vergessen, dass bei Arbeitnehmern (soweit man nicht auf Erbschaften oder Zinseinkommen im weiteren Sinn zurückgreifen kann) jeder Kauf mit Arbeitsstress bezahlt wird. Die Devise: von allem *mehr* und pausenlos etwas Neues! bindet den Menschen also deutlich und wie mit Ketten an eine Welt, die ihm den Erwerb seines Lebensunterhalts immer schwerer macht, ihm ein erhöhtes Maß an Anpassung abverlangt und ihn eher destabilisiert als innerlich festigt. Die hochgradig kompensatorische Rolle des Konsums ist natürlich der eigentliche Grund, weshalb diese Unfreiheit in der Regel nicht bemerkt wird. Gerade der Körperkult, der ja in erster Linie ein Konsum-Ereignis ist, zeigt dabei die eigenartige Struktur des kompensatorischen Konsums: Er scheint ganz aus dem freien Willen der »Konsumenten« zu entspringen und lässt dennoch, ist er erst einmal vollzogen, fast regelmäßig eine Art Unwillen und heimlichen Ärger zurück. Jedenfalls führt kompensatorischer Konsum in der Regel nicht zur Absättigung eines Bedürfnisses, sondern in den Zustand einer weiteren Stimulation. Wer gekauft hat, setzt deshalb augenblicklich zum erneuten Kauf an. Der Tendenz nach ist der kompensatorische Konsum also ein Suchterlebnis, das dementsprechend niemals das erfüllen kann, was es verspricht. Auch der Körperkult führt offenbar trotz der Vielzahl der körperorientierten Manipulationen selten zu einem zufriedenstellenden Endergebnis. Jede neue Diät entspricht als Gefühlserlebnis dem typischen Frustkauf. Zunächst ist man hochbeglückt über die neuen Möglichkeiten und die Tatsache, dass man sie sich »leisten« kann, doch bald zeigt sich, dass wenig dabei heraus gekommen ist. Die Ergebnisse der Diät verflüchtigen sich durch den Jo-Jo-Effekt oder nach der Absaugung stellen sich neue »Fettpolster« ein.

Die Nutzlosigkeit des kompensatorischen Konsums ist vielen auch durchaus bewusst. Nicht wenige befinden sich in einem Dauerkrieg mit dem kritischen Anteil ihres Selbst. Sie sehen in guten Momenten sehr deutlich, wie sie von den Körperkult-Profiteuren ausgenutzt und häufig direkt hereingelegt werden. Sie verfügen sogar über eine innere Distanz gegenüber den marktwirtschaftlich erzeugten Schönheitsidealen der Zeit. Sie sind aber trotzdem nicht in der Lage, dieser kritischen Sicht Taten folgen zu lassen. Auch diese innere Spaltung entspricht genau der verzweifelten Abhängigkeit von Süchtigen.

Solche Verhaltensweisen deuten darauf hin, dass der innere Widerstand gegenüber den Suggestionen der Marktwelt schwach ist. Eine der erstaunlichsten Tatsachen ist ja die überwältigende Undurchdringlichkeit der durch die Impulse der Märkte erzeugten und hervorgebrachten Vorstellungsbilder in den Köpfen der Menschen. Erstaunlich deshalb, weil diese Vereinheitlichung des Bewusstseins unter der offiziellen Flagge der »*freien* Gesellschaft« und der »*freien* Wirtschaft« segelt. Im Hinblick auf die Angleichung unter neoliberalen Voraussetzungen spricht man von »Individualisierung«. Wenn jemand die Möglichkeit hat, zwischen 30 verschiedenen Zahnpastasorten oder – man verzeihe diesen ein wenig spitzen Vergleich – zwischen einer Reihe von Parteien zu entscheiden, die (wenn's drauf ankommt) mehr oder weniger die gleichen Maßnahmen ergreifen, so spricht man von »Wahlfreiheit«.

Hinter dieser scheinbaren bunten Vielfalt steht die Einfalt des immer Gleichen, nämlich die Botschaft, sich mit Haut und Haaren zum Funktionär dieses bunten Treibens zu machen. Medien und Werbung sind dabei lediglich Teileelemente eines über die Märkte vollkommen aufeinander abgestimmten Systems von Transaktionen, die in der Form ihrer Bewegung und in der Rezeptur ihrer Verhaltensmaßstäbe den »individualisierten« Einzelnen in ein Bündel besinnungsloser Reaktionen verwandeln.

Längst bevor die neuen Medien eine zunehmende Virtualisierung unserer Welt ermöglichten, hatte sich die Marktgesellschaft bereits weitgehend von dem abgenabelt, was bislang als »Wirklichkeit« bezeichnet wurde. Hans-Magnus Enzensberger kritisierte in seinem wichtigen Essay »Bewusstseinsindustrie« bereits in den frühen 60er Jahren die Methode der Massenmedien, Bewusstsein zu erzeugen, um es anschließend auszubeuten. Dieses Verfahren sei die Schlüsselindustrie des 20. Jahrhunderts. (47) Schon lange ist an dieser Form der Bewusstseins-Ausbeutung das gesamte ununterbrochene Konzert der »Angebote« beteiligt. Bis in die intimsten Winkel des Privaten und in die letzten Reservate geheimer Empfindungen hinein wird dabei das Individuum kolonisiert. Fernsehsendungen wie »Big Brother« sind dafür ein Signal und ein Zeichen für das Ausmaß, in welchem gesellschaftliche Funktionen, die früher noch der Familie vorbehalten waren, in den Sog des Kommerziellen hinein gezogen worden sind.

Während die Einzelnen ohnmächtig dem Zugriff der suggestiven Marktwelt ausgeliefert sind, während sie zunehmend ohne das Dazwischentreten schützender Institutionen in diese bodenlose »Freiheit« geworfen werden, geht die neo-liberale Theorie immer noch vom

rational kalkulierenden Individuum aus. Immer noch existieren innerhalb des theoretischen Konstrukts Menschen, die ganz locker mit dieser seltsamen Kunstwelt umgehen können, um sie als souveräne
»Wirtschaftssubjekte« zu ihrem Vorteil zu beherrschen und zu meistern.
Dabei scheint es eher so, als sei das Bewusstsein der Einzelnen in ak-
tueller Gefahr, sich als eigenständiger Akteur gänzlich zu verabschie-
den und lediglich zu einer Art Markteffekt zu werden, der dem ent-
grenzten Gesamtprozess als kosmetische Auftakelung zur werbewirk-
samen Präsentation verhilft. Zu viele Industrien bemühen sich pausenlos darum, dieses Bewusstseins Herr zu werden. Und wenn der Mensch
sowohl als Arbeitender wie als Konsumierender der inhaltsleeren
Aufforderung begegnet, sich gefälligst anzupassen, so schmilzt sein
Eigenes auf einen Punkt zusammen, der kaum mehr sichtbar ist.

Eine solche Minimal-Identität kann jedoch keine Orientierung mehr
vermitteln, deren Verlust übereinstimmend von Zeitbeobachtern konstatiert wird. Dies alleine dem Marktsystem anzulasten, wäre freilich
verkehrt. Die Offenheit im Hinblick auf die Frage nach weltanschau-
lichen Maßstäben ist zunächst kein Erzeugnis der Märkte, sondern ein
Ergebnis des erkenntnistheoretischen und methodischen Wissens der
Zeit.

Über diesen philosophisch oder wissenschaftstheoretisch begrün-
deten und unumkehrbaren Verlust an Orientierung hinaus, ist es jedoch
die Marktgesellschaft, die ein *unnötiges Übermaß* an Verwirrung erzeugt, indem sie schon vom Ansatz her keinerlei Interesse an der Vermittlung von Wirklichkeit hat. Der leitende Impuls für marktwirtschaft-
liche Transaktionen ist der kalkulierte Vorteil. Der Vorteil am Markt
kann jedoch nicht zugleich auf Wahrheit, noch nicht einmal auf Realität ausgerichtet sein. Es verlangt stets eine besondere Anstrengung,
wenn bei der Abwicklung eines Geschäfts das Geschäftsinteresse hintan
gestellt werden soll, obgleich es natürlich vorkommt. Man vergegenwärtige sich diese These einmal an der Tätigkeit der »Bild«-Zeitung.
Dabei wird unterstellt, dass die Informationen dieses Blattes unterdessen (nach dem Tod Axel Springers, der neben seinem Geschäftsinteresse durchaus noch ideologische Ziele verfolgte) zu hundert Prozent
auf ihren Warencharakter abgestellt sind. Es ist dann eher Zufall, wenn

sich aus dem Gesamtangebot der »Bild«-Informationen eine angemessene Berücksichtigung der Wirklichkeit ergibt. Sofern die Totalität der an das Individuum heran getragenen Impulse der Marktgesellschaft häufig gleichzeitig Informationscharakter aufweist, ist es daher wahrscheinlich, dass sich im Bewusstsein des Einzelnen die Welt als eine »Marktwelt« widerspiegelt. Oder von einem etwas anderen Blickwinkel aus betrachtet: Wenn die »Konstruktion« der Wirklichkeit in den Köpfen von den Auswahlkriterien für die »Bauelemente« abhängt, so ist es wahrscheinlich, dass »Realität« heute hochgradig zu einer »marktkonformen« Realität wird. Es sind dann nicht die freien Individuen, welche die Realität erzeugen, sondern es sind geschäftlich gesteuerte Interessen. Es ist eine Interessens-Realität, eine Art »Business-Realität«, die dabei heraus kommt. Was nicht durch den Filter marktlicher Verwertbarkeit geht, kommt in dieser Realität nicht an. Dabei ist es – wie gesagt – charakteristisch, dass *diese* Realität eigentlich gar nichts *Bestimmtes* enthält. Ihr Wesen ist gerade ihre Unbestimmtheit. Sie ist in fundamentaler Weise formalisiert und verzichtet auf inhaltliche (etwa moralische) Festlegungen. Dabei handelt es sich um eine Art der Leere, die der Grenzenlosigkeit des Marktgeschehens entspricht und nicht um das philosophische Eingeständnis des Nichtwissens.

Dieser Überschuss an Beliebigkeit, dieses Übermaß an Desorientierung und Entgrenzung, wie sie sich mit der Vermarktung der Welt notwendig verbinden, sind jedoch für den Einzelnen, der hier mitspielen soll, eine schwere Last. Nach der Überzeugung vieler Anthropologen ist Orientierung eine zentrale Bedingung menschlichen Lebensvollzugs. Die Gesundheitsforschung schließt sich hier mit dem Hinweis auf die bedeutsame Rolle eines kohärenten Selbst- und Weltbildes als Bewältigungsfaktor zur Stressabwehr an. Die Beliebigkeit der Märkte arbeitet hier direkt gegen eine der Grundvoraussetzungen seelischer, ja körperlicher Gesundheit. Besonders Jugendliche reagieren an diesem Punkt sensibel. Wo es nur noch ums »Funktionieren« geht und um den »Erfolg« und keiner mehr weiß, weshalb und wozu, da wird der Mensch im Menschen doch ein wenig zu sehr unterschätzt. Der Gefängnispsychologe Götz Eisenberg hat die Gründe für die zunehmende Neigung zum Amoklauf gerade bei Jugendlichen untersucht: »Die dreifache

Potenz von Globalisierung, Rationalisierung und Flexibilisierung zieht eine politische, gesellschaftliche und psychische Desintegration nach sich, die uns eine Involution der Zivilisation und ein Anwachsen der Barbarei bescheren wird.« (48) Bei desintegrierten Gesellschaften ohne Orientierung ist dies in der Regel der Fall. Insofern werden die durch staatliche Schlankheitskuren eingesparten Kosten notwendig im Budget »Polizei und Ordnungsmaßnahmen« wieder auftauchen.

So wie das Bewusstsein überhaupt zum Anhängsel der Marktes zu werden droht, so ist der Körperkult in seiner gegenwärtigen Ausprägung ohne den Dauerbeschuss durch die Marktbotschaften nicht zu verstehen. Das ausgebeutete Bewusstsein ist das enteignete Bewusstsein, und wie tief diese Enteignung wurzelt, zeigt sich zum Beispiel darin, dass wir unseren Körper nur noch mit Stirnrunzeln betrachten können. Selbst kritische Publikationen etwa zum Schlankheitskult demonstrieren dabei häufig, in welchem Ausmaß sie immer noch an die herrschenden Normen gebunden sind, etwa indem sie alternative Wege zum »Abspecken« aufzeigen oder indem sie beweisen, dass eigentlich die Dicken die Leistungsfähigeren und Flexibleren sind, auch wenn sie nicht den anerkannten Körpervorgaben entsprechen. Es gehört viel Distanz und Kraft dazu, sich all das dumme Zeug über Attraktivität, Diäten, Idealgewicht und so weiter aus dem Kopf zu schlagen. Man muss sich diese Dinge wie unfreiwillig verschluckte Introjekte gewissermaßen aus der Seele reißen, um diesen ausschließlich zum Wohl und Gedeihen von Geschäftemachern in die Vorstellungswelt der Individuen transportierten Unsinn loszuwerden.

Die übliche Reaktion ist dies jedoch nicht. Das enteignete Bewusstsein, das über keine Sicherheit mehr verfügt außer über das Wissen, dass es flexibel auf die jeweilige Reizkonstellation zu reagieren hat, wirft sich auf das Letzte, das noch einen Hauch von Stabilität zu ermöglichen scheint: den Körper. Was morgen beruflich geschehen wird, hat niemand in der Hand, was jeweils auf dem Feld der Angebote so alles angeboten wird, liegt nicht im Ermessen der Einzelnen – was sie alleine noch können, ist es, sich selbst zu stylen und herzurichten. Der Körper wird zum letzten Reservat der Selbstbestimmung und Kontrolle.

Wieder zeigt sich dieses allgemeine Phänomen besonders deutlich an der pathologischen Übersteigerung. Die Expertin für Ess-Störungen Hilde Bruch über Magersüchtige: »Ihre Körper werden zur Arena für ihre einzige Kontrollausübung.« »Die Körperkontrolle« – so die Psychologin Cornelia Helfferich – »ist Ersatz für fehlende Kontrolle über die Umwelt und konstituiert einen privaten Fokus von Macht. Körpermanipulation ist gleichzeitig Identitätsmanipulation.« (49)

Gerade die persönliche Identität ist jedoch besonders gefährdet in der gegenwärtigen Marktgesellschaft. Zur Identität gehört Kontinuität. Da aber der Wechsel der verbindliche Grundsatz marktgerechten Verhaltens ist und dieser Wechsel wie alles dem Wachstumsgebot unterliegt, kommt es zu einer Folge sich überholender Ereignisse, die allgemein als zunehmende Hetze, als Beschleunigung beklagt wird. »Mehr tun in kürzerer Zeit« ist die Devise auf beiden Ebenen: der Unternehmensebene als Arbeitsintensivierung (so stellen heute weniger Arbeiter wesentlich mehr Autos her als früher) sowie als Verkürzung der Produktionszeiten und auf der Ebene der Individuen als Konsumenten. Dort heißt es: »Mehr kaufen und mehr erleben in dauerndem Wechsel.« Horst W. Opaschowski, Erziehungswissenschaftler an der Universität Hamburg, hat heraus gefunden, dass alle privaten Beschäftigungen, die länger als zwei Stunden dauern, zunehmend zurück gehen. Die Menschen haben keine Geduld mehr, sich irgendeiner Sache ernsthaft zu widmen oder ihr auf den Grund zu gehen. Im Nonstop ist Wechsel angesagt. (50)

Schnelllebigkeit und Beschleunigung drücken sich sehr deutlich in der berühmten Gazellen-Geschichte aus, die heute angeblich auf den Management-Etagen der Konzerne erzählt wird.

»Jeden Morgen wacht in Afrika eine Gazelle auf. Sie weiß, sie muss schneller laufen als der schnellste Löwe, um nicht gefressen zu werden. Jeden Morgen wacht in Afrika ein Löwe auf. Er weiß, er muss schneller als die langsamste Gazelle sein, wenn er nicht verhungern will. Es ist egal, ob man ein Löwe oder eine Gazelle ist: Wenn die Sonne aufgeht, musst du rennen!«

Nun ist bekannt, dass Magersüchtige neben ihren Hungerkuren in erster Linie eines tun: sie rennen! Magersüchtige joggen nicht selten täglich mehrere Stunden, sie gehen diversen Turnübungen nach, und sollen sie einmal still halten, vielleicht um zuzuhören, so tänzeln sie doch zumindest hin und her.

Der amerikanische Psychiater und Psychotherapie-Forscher Thomas S. Szasz versteht neurotisches und psychotisches Verhalten als eine Form der Kommunikation. »Statt zu erkennen, dass Menschen in bestimmten sozialen Situationen die verschiedensten Kommunikationsformen praktizieren, konstruieren wir allerlei Arten von Geisteskrankheiten wie ›Hysterie‹, ›Hypochondrie‹, ›Schizophrenie‹ usw., an die wir schließlich selber glauben.« In der Geschichte vom Löwen und der Gazelle heißt die Lebensregel: du musst rennen! Aber, was wollen uns Magersüchtige damit sagen, dass sie genau dies tun? (51)

Neurotische Kommunikation ist kein Beitrag zur diskursiven Auseinandersetzung. Ihr haftet eher etwas Demonstratives und Appellatives an. Magersucht ist eine einzige Übertreibung, ein einziger Exzess. Es wäre genauso möglich, pausenlos laut zu schreien, bis irgendjemand darauf aufmerksam wird. Aber die am eigenen Körper vollzogene *Demonstration* ist weit wirkungsvoller. Sie führt entweder dazu, dass sich etwas ändert oder zum Tod.

Natürlich ist das ein sehr brutales Verfahren. Es übt in einer gehörigen Weise Zwang aus gegen sich selbst und die Umgebung. Man könnte die Magersüchtigen auch bewundern. An ihnen wird deutlich, wie »richtig« neurotisches Verhalten häufig sein kann, wenn man nur den Kontext miteinbezieht. Der Kontext einer sinnlos rennenden Gesellschaft ist außerordentlich verrückt. Und es ist wenig schmeichelhaft, leibhaftig vorgeführt zu bekommen, wie grotesk ein solches Verhalten ist, zumal wir ja alle ein wenig joggen. Da ist es schon leichter, den armen Kranken zum Behandlungsfall zu erklären, den man wieder an die Normalität heranführen müsse.

Schauen wir uns jedoch die Gazellen-Geschichte noch ein wenig genauer an. In ihr müssen zwei sehr unterschiedliche Tiere miteinander konkurrieren. Die Geschichte überspielt diese entscheidende Differenz durch die vernebelnde Formulierung »egal, ob man ein Löwe oder eine Gazelle ist...«. Gazellen sind zwar sehr schlanke, flexible und schnelle Tiere, dennoch ist es von vornherein abgekartet, wer bei diesem Rennen Sieger bleiben wird. Gazellen sind das gefundene Fressen für Löwen. Die Gazellen haben eigentlich überhaupt keine Chance. Irgendwann einmal ist jede Gazelle die langsamste.

Und noch etwas anderes: In der Fabel heißt es zwar, dass der Löwe morgens aufwacht und weiß, dass er schneller sein muss als die langsamste Gazelle, aber im Grunde braucht er sich im Vergleich zur Gazelle nur mäßig anzustrengen. Wenn er Glück hat, reicht es zu warten, bis er es mit einer nicht mehr so ganz fitten Gazelle aufnehmen kann.

Dieses von Anfang an ungleiche Kräfteverhältnis, ja die von Anfang an ungleichen Rollen, werden in der Gazellen-Geschichte nicht eigens thematisiert. Wie in der Wirklichkeit werden sie »kunstvoll verschwiegen«. In der Geschichte geht es aber genau besehen um die Frage, wie der Löwe zu seinem Fressen kommt. Dummerweise muss auch er ein wenig rennen. In der Wirklichkeit ist dies die Botschaft an die Manager der Chef-Etagen. Und wie lautet die Botschaft an die Gazellen? Hier geht es in der Neusprache des Neoliberalismus um »Employability«. Arbeitenden, die über nichts anderes verfügen als über ihr Können und ihre Arbeitskraft, wird empfohlen, ihre »Employability« zu erhöhen. »To employ« bedeutet im Englischen soviel wie anwenden, gebrauchen oder benutzen. Den Ich-AGs wird empfohlen, ihre Employability, also ihre *Benutzbarkeit* zu erhöhen und dies mit sich steigernder Geschwindigkeit. Da die »Verschlankung« von Staat und Gesellschaft dem Einzelnen die Last seines Überlebens zunehmend alleine aufbürdet, bleibt den Gazellen keine andere Wahl, als zu rennen und sich für das Rennen schlank, fit und geschmeidig zu halten. Jeder darüber hinaus gehende Lebenszweck hat unter dem Druck des Gazellendaseins als abgeschafft zu gelten. Das schlanke Individuum kann sich außer der Hektik seiner beschleunigten Anpassung schließlich nichts anderes mehr vorstellen. Ess-Störungen, besonders deutlich die Magersucht, erscheinen jedoch wie ein Protest gegen diese (jedenfalls für Menschen) sinnlose Form des Lebens! Man muss zu radikalen Mitteln greifen, wenn man auf eine derartige Lebenskonzeption gewichtsreduziert wird, oder einfach wortlos zur finalen Demonstration übergehen: So sieht die Chose aus, wenn man sie bis zur bitteren Neige fortführt! In einer solchen Welt lohnt es sich nicht mehr zu überleben! Da mache ich mich lieber dünne!

5.
Sich Verkaufen – wie ihr mich wollt, so bin ich

Die Welt der Gegenwart kann als eine Art »entkernte Realität« angesprochen werden. Die Wirklichkeit verschwindet, weil sie sich im raschen Wechsel gewissermaßen in ihre Einzelteile auflöst. Der rapide soziale Wandel hat nahezu jede Dauer zerstört und damit auch das meiste, woran man sich halten könnte. Die Märkte fordern eine Anpassung, die sich täglich neu orientiert. Wer sich festlegt, verliert an »Flexibilität«. Die Medieninhalte in ihrer Mischung aus Infotainment und bodenlosem Chaos bestätigen diese Situation, denn am Chaos verdient es sich besser als an der Ordnung. Ein orientierungsloses Bewusstsein lässt sich wunderbar ausbeuten.

Und die Wissenschaft? Sie kann dem wenig entgegensetzen. In erster Linie wird sie für praktische Dienstleistungen bezahlt. Und wo sie ihrer kritischen Funktion gerecht wird, kann sie kaum Verbindlichkeiten schaffen. Gerade der Ausbruch des Denkens aus dem ehemals religiösen Sicherungskorsett war es ja, der eine weltanschauliche Offenheit erzeugte, die den Zustand der Gegenwart mit verantwortet.

Wo die Realität entgleitet, weil kein handgreifliches Kriterium zur Unterscheidung von Wirklichkeit und Wahn mehr aufzufinden ist, bekommt die Welt etwas Unheimliches. Sie wird bedrohlich in ihrer Unberechenbarkeit. Ihr täglich neuer Zustand und das Gefühl, dass auch der je wahrgenommene Zustand möglicherweise ein Medienspektakel sein könnte, macht hilflos. Denn um überhaupt »Realität« zu finden, bedarf es eines inneren Kompasses. Realität existiert nur in der Abgrenzung und Unterscheidung. Wo jemand sagen kann: »Das bin ich und das ist die Wirklichkeit!« da entsteht Realität. Wo man sich nicht mehr abgrenzen kann, weil auch jede innere Verbindlichkeit zerstört worden ist oder nie existiert hat, beginnt die Welt des Wahnsinns.

In diesem Zusammenhang zeigt uns die neuere Gesundheitsforschung, dass es durchaus nicht gleichgültig ist, ob Menschen die Welt

PapyRossa Verlag
Luxemburger Str. 202, D-50937 Köln
Tel.: 0221/44 85 45, Fax: 44 43 05
E-Mail: mail@papyrossa.de
Internet: www.papyrossa.de

Foto: Beate Knappe

Antwortkarte

PapyRossa Verlag
Luxemburger Str. 202

D - 50937 Köln

Meine Anschrift (bitte gut leserlich):

Bitte senden Sie mir – kostenlos und unverbindlich – regelmäßig Ihr Gesamtverzeichnis zu.
Ich interessiere mich vor allem für

☐ Politik/Geschichte/Gesellschaft/Ökonomie

☐ Frauenthemen/Geschlechterverhältnisse

☐ Erziehung/Schule/Familie

Sonstige Anmerkungen:

als diffus und chaotisch oder als geordnet und verstehbar erleben. Nach Auffassung des israelischen Medizinsoziologen Aron Antonovsky ist die seelische und geistige Verfassung einer Person mitverantwortlich für ihren Gesundheitszustand und ihre Lebenserwartung. Antonovsky spricht vom SOC-Faktor, der messbar ist und über das Immunsystem wirken soll. »SOC« bedeutet »Sense of Coherence« (etwa: Sinn für Zusammenhang). Dieser Faktor bezeichnet das Ausmaß, in welchem ein Mensch in seinem Leben Sinn entdecken und sein Denken und Handeln entsprechend strukturieren kann. (52)

Der gegenwärtig zu beobachtende Verlust an Wirklichkeit und innerer Identität wäre also ein durchaus gesundheitsschädlicher Zustand.

Wie aber reagiert das Individuum, wenn ihm die Realität zunehmend entgleitet? Ist es möglich, sich dem permanenten Wandel als der einzigen Sicherheit zu überantworten und als Haltepunkt dem ständigen Wechsel der Meinungen und Überzeugungen? Ist es denkbar in der Veränderung die Dauer und in der Ruhelosigkeit die Ruhe zu finden? Und welche Rolle spielt der Körper in diesem Konzept, wenn das die Lösung sein sollte?

Die Pose als Lebenshaltung

Wenn wir nach einer Antwort suchen, ist es manchmal weniger aufschlussreich, sich mit der kulturphilosophischen oder soziologischen Literatur zu befassen, als wenn wir einen Blick auf die Massenmedien werfen. Oft zeigen sie sehr deutlich, um was es geht.

Im Jahre 2000 kam Mary Harrons Film *American Psycho* in die Kinos. Er zeigt die Geschichte Patrick Batemans, eines hochdotierten Angestellten einer New Yorker Firma, die Börsengeschäfte tätigt, eines Brokers. Dieses Musterexemplar eines Geschäftsmanns ist – typisch amerikanisch – von einer einzigen Obsession besessen: erfolgreich zu sein! Sein ganzes Leben stellt er auf Geld und Karriere ab. Zu diesem Zweck muss er sich als Leistungsmaschine betrachten und dort, wo Erfolg zu erwarten ist, meistbietend verkaufen.

Natürlich trainiert er deshalb seinen »Hardbody« pausenlos, um die nötige Fitness zu erreichen. Selbstverliebt pflegt sich Bateman bei seiner Morgentoilette, schwelgt in Cremes, Puder und Liegestützen, während die Kamera andächtig seinem Ritual folgt.

Körper, Outfit, Appartement – alles ist glänzend durchgestylt, denn in Batemans Yuppie-Welt ist man nur der Beste, wenn man alles so macht wie die anderen, nur perfekter. Wie ergattere ich den besten Tisch im angesagtesten Restaurant? Haben die Kollegen eindrucksvollere Visitenkarten als ich? Gefühlswallungen überkommen Bateman allenfalls, wenn er beim Koksen auf der Toilette einer Nobel-Disco gestört wird.

Außerdem ist Bateman ein bisschen pervers. In Jekyll-und-Hyde-Manier hat er eine zweite Seite. Da steht er vor dem Spiegel und geilt sich am Muskelspiel seines durchtrainierten Körpers auf. Natürlich ist er exzessiver Konsument von Porno- und Horror-Videos, und – der Film stellt diesen Tatbestand geschickt ins Zwielicht zwischen Realität und Imagination – nachts wird er zum Serienkiller. So beseitigt er einen Konkurrenten, dessen Visitenkarte ein für seine Begriffe zu edles Wasserzeichen hat, er sticht einen Penner ab, aber vor allem mordet er Frauen. Der Film, eine gelungene Parodie auf den »American way of life« und auf die Menschen, die sich in ihm verlieren, zeigt einen Typus, den der Psychoanalytiker und Kulturphilosoph Erich Fromm (1900-1980) als »Marketing-Charakter« bezeichnete.

Fromm geht davon aus, dass bestimmte Gesellschaftsformen das gehäufte Auftreten bestimmter Charakter-Typen begünstigen. Er unterstellt also einen engen Zusammenhang zwischen den sozialen Umständen, in die wir hineinwachsen, und der Weise unseres Denkens, Fühlens und damit unseres Verhaltens. Die sozialen Bedingungen, die unseren Charakter modellieren, finden ihren zentralen Angelpunkt im Wirtschaftsgeschehen. Die Methoden, mit denen wir unseren Lebensunterhalt erwirtschaften, die Strukturen innerhalb derer eine Gesellschaft Güter produziert und sie verteilt, prägen – so Fromm – in hohem Maße auch das Verhalten und Denken der Einzelnen in ihrem Zusammenspiel. Der Marketing-Charakter verhält sich erfolgsorientiert in einer Marktgesellschaft: Er verkauft sich selbst und wechselt dabei sein Ich je nach Marktlage. (53)

Das eigenartig Identitätslose vieler Menschen der Gegenwart ist neben Fromm auch von vielen anderen beobachtet worden. Von »Patchwork-Persönlichkeiten« ist die Rede oder vom »Spiegel-Charakter«. »Patchwork« deutet auf Zusammengesetztes und damit auf einen Tatbestand, der eigentlich zur Normalität gehört. Die reine Spiegelung jedoch geht weiter. Deshalb zeigt der Begriff des »Spiegel-Charakters« einen wesentlicheren Aspekt: dieser Typus verhält sich jeweils »spiegelbildlich« und realisiert damit das Höchstmaß an »Flexibilität«, wie es heute als angepasste ökonomische Verhaltensweise gefordert wird. Manche sprechen auch von »Moment-Persönlichkeit«, weil sich solche Charaktere gewissermaßen von Moment zu Moment ändern können, je nachdem, wen oder welche Situation sie gerade »spiegeln«. Auch wenn in diesen Begriffen zugleich ein Aspekt *jeden* Verhaltens angesprochen wird, weil Menschen immer schon (je nach Situation) über eine Reihe von inneren »Persönlichkeiten« verfügten, ist der verbreitete Verlust stabiler charakterlicher Orientierungen gewiss ein besonders typisches Merkmal einer zunehmend in allen Bereichen marktmäßig organisierten Gesellschaft. Es geht hier also um so etwas wie das Verschwinden der »Kernpersönlichkeit«, d. h. um den Untergang jenes inneren Anteils, der im Zweifelsfalle das »innere Konzert« dirigiert oder die Regie führt. Für Handlungen braucht niemand mehr Verantwortung zu übernehmen, Meinungen sind frei flottierende Beliebigkeiten, die spielerisch wie in einem Ping-Pong-Spiel hin und her fliegen, aber keine »Bedeutung« mehr haben, weil sie für niemandes Verhalten Konsequenzen zeitigen. Die Marktwelt des »schönen Scheins« entfaltet auch von dieser Seite her ihre hochgradige »Virtualität« und Unverbindlichkeit. Und natürlich ist sie frei von Moral. Jede Verhaltensweise ist richtig, sofern sie Erfolg verspricht, d. h. auf einen guten Preis am Markt rechnen kann.

Für den Marketing-Charakter ist darüber hinaus typisch, dass er im Grunde kein Individuum sein möchte. Der Gedanke an echte Individualität macht ihm eher Angst. Da im Inneren die Leere sitzt und im Außenbereich jede Verbindlichkeit morgen schon wieder überholt sein dürfte, bleibt ihm keine andere Wahl, als den Wandel selbst zur Tugend zu erheben. Daher starrt er nach außen, um ja rechtzeitig mitzubekommen, was gerade »in« ist. So bleibt ihm nur ein orientierungsloses Mitläufertum auf der Oberfläche, denn eigentlich ist er auch dort nicht wirklich präsent, wo er sich im Moment gerade befindet. Es lohnt sich für ihn nicht, sich auf irgend etwas wirklich einzulassen. Dem Marketing-Charakter geht es wie Tantalus im griechischen Mythos: Im selben Moment, in dem er die reifen Trauben ergreifen möchte, entschwinden sie ihm auf nimmer Wiedersehen. So bleibt es gewissermaßen bei der Greifbewegung selbst, alles bleibt in der inhaltslosen Geste stecken und verkommt bestenfalls zur mehr oder weniger anmutigen Attitüde. Das Handlungszentrum hinter solchen Posen ist leer.

Diese fehlende Identität verwandelt die Welt in einen Supermarkt. Alles ist käuflich, und da man selbst auch eine verkäufliche Ware ist, genügt der schöne Schein, die polierte Fassade. Deshalb besitzen Statussymbole, nach außen Vorzeigbare, Attitüden, Show-Gehabe, Gesten und Signale einen hohen Stellenwert. Das Wort »Lifestyle« gehört in diesen Zusammenhang. Lifestyle ist der Sammelbegriff für alles nach Außen vorzeigbare. Der Körper ist gewissermaßen die Karosserie des Lifestyles.

Natürlich kämpft der Marketing-Charakter in erster Linie um Anerkennung, Zuwendung, besondere Beachtung. Natürlich verdeckt all dies eine tiefe und peinigende Unsicherheit, eben das Fehlen einer entwickelten Ich-Identität. Dieses Vakuum ist die Wurzel verschiedener pathologischer Reaktionen.

Muskelmänner und »Schwabbelmonster«

Während der Marketing-Charakter das Bedürfnis nach wechselnder Uniformität aus den Gesetzen marktwirtschaftlicher Massenproduktion übernimmt, stammt sein Erfolgs- und Leistungsstreben aus dem kapitalistischen Wachstumsprinzip. Dabei imitiert er das sozial-darwinistische Muster der kapitalistischen Konkurrenz. Zwar geht es auch im Tierreich keineswegs ausschließlich um das »Fressen und Gefressenwerden«. Besonders erfolgreich scheinen jene Arten zu sein, die in

kluger Weise *kooperieren*. Die Entwicklung des Kapitalismus begleitet jedoch seit ihrem Anfang die Vorstellung vom »Sieg des Stärksten«.
So ist es immer wieder und auch heute noch populär zu glauben, dass
nur jene sich wirklich durchsetzen, die vor nichts zurückschrecken.
Wer skrupellos seinen Vorteil wahrnimmt – so glaubt man –, kommt
nach oben.

Nehmen wir also ein gegenwärtiges Medienprodukt wie *American
Psycho* noch einmal ernst. Patrick Batemans schräge Phantasien passen wenig in eine wirklich demokratische und offene Gesellschaft. Sie
fügen sich eher in autoritäre, ja faschistische Strukturen. Man möchte
Hitler zitieren: »Wer leben will, der kämpfe also, und wer nicht streiten will in dieser Welt des ewigen Ringens, verdient das Leben nicht.«
Hinter solchen Sprüchen erhebt sich das aufgeblähte Bild des Über-
menschentums, der Spießertraum von Sicherheit unter dem Diktat der
Macht und der Kontrollwahn des Intellektuellen. Zugrunde liegt die Ablehnung der Schwäche.

Denn aus welcher Wurzel stammte der faschistische Kult der Stärke, namentlich der körperlichen Überlegenheit? Woher die damalige
Raserei gegen das körperlich (vermeintlich) Defizitäre oder als »krank«,
»entartet«, »undeutsch« Diffamierte? »Lebensunwertes Leben« war in
erster Linie das *körperlich* Auffällige und Abweichende. Auch »rassische Minderwertigkeit« war in erster Linie ein körperliches Etikett.

Der Körper stand dabei grundsätzlich im Verdacht. Er war so, wie
er war, kaum akzeptabel. Angekränkelt in seiner Hinfälligkeit jagte er
dem Übermenschen Angst ein. Rassische Fremdartigkeit weckte irritierende Erinnerungen, Erinnerungen an eine unbegriffene Natur. Etwas Unbeherrschbares, Heimtückisches ging von ihr aus. Die Verschwörung der körperlichen Realität hinter dem Rücken der Muskel-
männer! Dieses körperlich Fremde musste mit allen Mitteln abgewehrt
werden. War der Körper »stark«, »hart wie Kruppstahl«, »rechtwinklig« – wie sich Hitler ausdrückte –, und entsprach er damit den Trivi-
alphantasien problemloser Vitalität, galt er als zur Abwehr geeignet. War
er dagegen irgendwie »minderwertig«, musste man ihn »ausmerzen«.

Im Visier hatte man dabei die Kardinalsünde wider den Geist des
Faschismus: das Eingeständnis der Schwäche. Wo sich Schwäche

überhaupt nur hervorwagte, musste sie sofort überwältigt werden. Nur ein gereinigtes Blickfeld garantierte, dass man nicht von ihr infiziert wurde. Dabei starrte man wie gebannt auf die Biologie. Wo Krankheit, Sterben und Verwesung eher der Normalzustand sind, wo Buntheit, Unregelmäßigkeit, Fäulnis, Chaos mindestens ebenso das Gesamtbild prägen wie Schönheit, Jugend und Kraft, da wollte man sich für den Kampf gegen die Schwäche wappnen.

Diese negative Faszination des Biologischen, dieses paradox ins Vitale umgedrehte Misstrauen gegenüber der Natur, die Furcht also, die Natur könne ihren Tribut fordern, beherrschten die Szene. So wurde die wirkliche Natur verleugnet, verdrängt und bekämpft. Am »gesunden« faschistischen Körper, der sich monströs aus dem »gesunden Volksempfinden« erhob, sollten alle Ängste abprallen. Ängste vor Alter, Verfall, Schwäche und Tod.

So richten sich auch Patrick Batemans Phantasien gegen das körperlich »Schwache«, namentlich das »schwache Geschlecht.« Es muss vernichtet werden. Der Heros aus dem Fitness-Studio kann sich mit seinem eigenen Körper nur dann anfreunden, wenn er seine Gefühle hinter dem Waschbrettbauch einsargen kann und damit »vernichtet«. Sie könnten ja »schwach« sein und zum Vorschein kommen.

Vielleicht ist es dieses Bedürfnis, sich zu panzern, das sich gegen Körper richtet, bei denen etwas »herausquillt.« Bei allen Fettleibigen quillt etwas heraus. »Schwabbelmonster« nennt daher die Body-Building-Szene die etwas Beleibteren. Wer sich in die schöne neue Welt der Fitness-Studios begibt, kann einigermaßen sicher sein, mit solchen Schwabbelmonstern nicht konfrontiert zu werden. Gewiss: Der Body-Builder belästigt und verfolgt niemanden. Er richtet seine unermüdliche Anstrengung darauf, selbst kein Schwabbelmonster zu werden und sich einen Körperpanzer zuzulegen. Doch wie weit ist es bis zu Phantasien, die ganze Welt von Fettpölsterchen zu reinigen und in eine Einheitsfront gestählter Soldaten zu verwandeln? Konfrontiert nicht bereits der *Anblick* solcher Menschen mit der bedrohlichen Widerspenstigkeit der Natur, die immer aufs Neue Schwabbelmonster erzeugt?

Wer Perfektion braucht, um seine Furcht in Schach zu halten, möchte an so etwas noch nicht einmal *erinnert* werden. Tief im Innern gleichen wir uns. Alle haben wir eine Ahnung davon, aus gleichem Stoff zu sein. Und dieser Stoff zerfällt, verwandelt jeden und auch den Stärksten, bis er sich nicht mehr wiedererkennt. Auch das Verleugnen und Nicht-Wissen-Wollen gehört zur Grundausstattung. Es ist auch nicht leicht, sich so anzunehmen: als jemanden, dem das Scheitern auf der Stirn geschrieben steht, als jemanden, dessen Körper ihm hart und unmissverständlich sagen möchte: du hast keine Chance, lieber Freund, du kannst dich noch so heftig dagegen wehren, im Grunde bist du auch ein Schwabbelmonster!

Wie auch immer: Bei Patrick Bateman steht außer Zweifel, dass er eine gravierende Neurose hat. Doch es handelt sich (anders als etwa in Hitchcocks »Psycho«) nicht um eine pathologische Mutterbindung. Die amerikanische Psyche *heute* bindet sich schon gar nicht mehr an eine Person. Sie kettet sich an die Tretmühle eines besinnungslosen Erfolgsstrebens und lässt sich wie ein orientierungsloser Punchingball im Auf und Ab wechselnder Nachfragen umhertreiben. Die innere Leere wird durch Größen- und Gewaltphantasien kompensiert; wenn es schlecht kommt, erfolgt der Absturz in die Depression.

Und der Körper? Er soll die Festung sein, die uns nach außen und innen schützt. Aber es gibt keine Sicherheit. Jeder Schutz ist imaginär. Würden wir uns das wirklich eingestehen, überfiele uns zunächst einmal Kraftlosigkeit. Aus einem solchen Körper würde alle Anspannung weichen. Die Muskulatur würde schlaff. Wenn wir nichts mehr tun können, am Ende sind, die Body-Building-Show abgesagt wurde, bleibt nur noch eine einzige Frage: Worauf kommt es wirklich an?

6.
Früh übt sich – Kinder als Selbstvermarkter

Wie man Neurosen einübt

Auf der Suche nach Identität werden Jugendliche in unserer Kultur frühzeitig angeleitet, ihren Körper als wichtigstes Symbol und Werkzeug zu betrachten. Noch bevor sich der Körper in der Pubertät so drastisch verändert, dass er von sich aus verstärkte Aufmerksamkeit erzwingt, ist der Markt bereits aktiv. Noch spielerisch werden Kinder mit den Körper-Idealen der Gegenwart vertraut gemacht. Von den Medien werden sie auf allen Ebenen erfasst. Sobald ein Jugendlicher in die Pubertät kommt, ist er schon gut darüber informiert, wie man auszusehen und seinen Körper zu präsentieren hat, um »in« zu sein und sich dem Markt erfolgreich anzudienen.

Das hat Folgen für die Selbsteinschätzung der Jugendlichen. Die Hälfte bis zwei Drittel aller pubertierenden Mädchen und ein Drittel aller Jungen äußern Sorgen im Hinblick auf ihre Körpergröße, ihre Figur oder ihr Gewicht. Nach einer Studie der Universität Bremen wäre über die Hälfte der 13- bis 14jährigen Mädchen – unter ihnen viele mit Normal- oder Untergewicht – gerne dünner. Schon viele Siebenjährige wollen abnehmen. Über 30 Prozent der Zehnjährigen haben bereits eine Diät hinter sich. Bereits im präpubertären Alter – so die Doktorandin Susanne Kreikebaum in ihrer Kölner Dissertation – orientieren sich deutsche und amerikanische Mädchen am gegenwärtigen untergewichtigen Schlankheitsideal. (54) Nach einer Meldung der Ärzte Zeitung vom Juni 2002 leidet jede dritte Schülerin in Deutschland an Frühformen einer Ess-Störung.

Mit der biologischen Realität der Pubertierenden hat dieses Ideal jedoch wenig zu tun. So wird die krisenhafte Entwicklung während der Pubertät verstärkt, gleichzeitig eine frühzeitige, häufig ins Pathologische gesteigerte Fixierung an die zudiktierten Körpernormen erzeugt.

Besonders Mädchen erleben während der Pubertät einen körperlichen Wandel, den sie unter dem Einfluss der Schlankheitspropaganda zwangsläufig als bedrohlich empfinden müssen. Die Entwicklung bei Jungen ist vor allem durch ein beschleunigtes Längenwachstum gekennzeichnet, ohne dass sich dabei die Proportionen wesentlich verändern. Im Gegensatz dazu kommt es bei Mädchen auch zur erkennbaren Umgestaltung der Körperproportionen. Die schlanke präpubertäre Körpersilhouette verschwindet, durch Einlagerung von Körperfett im Unterhautfettgewebe entstehen Rundungen bei deutlicher Gewichtszunahme.

Dies zeigt sich am Anteil der Fettmasse des Körpers. Während bis zur Pubertät Jungen und Mädchen in der Regel gleichermaßen einen Fettanteil von etwa 15 Prozent aufweisen, steigt dieser im Laufe der Pubertät bei Mädchen auf etwa 20 bis 25 Prozent. Bei Jungen bleibt er relativ konstant. Erst im Alter von 30 bis 35 Jahren gleicht sich der Fettanteil des Körpers bei beiden Geschlechtern wieder an und beträgt dann etwa 30 Prozent.

Diese Veränderungen vollziehen sich im Laufe eines relativ kurzen Zeitraums. Unter dem Einfluss des kulturellen Schlankheitsdiktats werden sie von den Mädchen als eine Art Schock erlebt. Es ist daher kein Wunder, dass Magersucht während der Pubertätsjahre am häufigsten auftritt. Auch mag die durch die pubertären Vorgänge ausgelöste Irritation einer der Hauptgründe dafür sein, dass von dieser Altersstufe an Mädchen schwieriger zu sein scheinen als Jungen: Obwohl sie in den ersten zehn Jahren im Vergleich zu den Jungen die gesünderen und medizinisch unauffälligeren Kinder sind, kehrt sich dieses Verhältnis mit Beginn der Pubertät um. Sie klagen häufiger über so genannte mädchenspezifische Gesundheitsprobleme wie Ess-Störungen, Menstruationsbeschwerden und Unwohlsein, sie gehen häufiger zum Arzt und werden in einem höheren Maße medikamentös behandelt.

Frühreife Mädchen sind besonders schlecht dran. Fast alle entwickeln ein negatives Körperbild. Unglücklich über ihre Erscheinung, die sich nach ihrer Meinung so ungünstig von der noch schlanken Umgebung der Jüngeren und der gleichaltrigen Knaben und Mädchen abhebt, führt sie die frühzeitige Ausprägung ihres weiblichen Äußeren direkt

in die Krise. Weiblichkeit wird bei ihnen von Anfang an als Defizit empfunden. Die programmierte Selbstablehnung ist nicht selten die Basis
einer lebenszeitlichen Problemkarriere und einer Neigung zur Depression.

»Das Idealbild von Frauen in unserer Kultur verträgt sich gerade mit
den hormonell bedingten Veränderungen der Fettzellen-Anteile bei
pubertierenden Mädchen nicht«, konstatiert Professor Helmut Fend,
Sozialisationsforscher an der Universität Zürich. »Hier schlägt unser
kulturelles Stereotyp einer weiblichen Idealgestalt unbarmherzig – ohne
Rücksicht auf die entwicklungsspezifischen Besonderheiten der weiblichen Pubertät – durch. Für diesen Entwicklungsabschnitt wirken sich
die kommerziell erzeugten Ideale als besonders destruktiv aus. Gemessen an den biologischen Standards der Pubertät grenzen sie zumindest
für Frauen ans Absurde.« (55)

Ausgerechnet in den für pubertierende Mädchen interessanten
Zeitschriften befinden sich die abgebildeten Models nicht selten unter-
halb der Grenze des sogenannten »Idealgewichts« und bereits eindeutig in der Gewichtsklasse der Magersüchtigen. Auch in der Werbung
oder etwa den Warenhauskatalogen wie zum Beispiel im Quelle-Kata-
log wird den Mädchen ein weit untergewichtiges »Ideal« präsentiert.
Den Mädchen wird suggeriert, dass zum Leben einer erwachsenen Frau
die ständige Bemühung gehört, ihr »Gewicht zu halten«. »Gewicht
halten« kann für ein pubertierendes Mädchen, wörtlich genommen,
aber nur die Magersucht bedeuten. Nur wenn es magersüchtig wird,
bleibt es so, wie es vor Eintritt der Pubertät war. Medien, die sich an
diese Altersklasse als Zielgruppe richten, präsentieren in ihren Abbil-
dungen daher im Grunde Zehnjährige, die sich aus unerfindlichen
Gründen nicht weiter entwickelt haben.

Mädchen, die sich in dieser Hinsicht an den Massenmedien orientieren, geraten also fast notwendig ins Schleudern. Niemand sagt ihnen,
welches Spiel hier gespielt wird. Freundinnen und Freunde verstärken
die Fehlorientierung, indem sie den Magerkeitswahn bestätigen. Nicht
selten sind es auch die Mütter, denn auch die heutige Müttergenerati-
on war bereits Opfer der Schlankheitspropaganda. Dem sozialen
Druck, der vom Schlankheitsterror ausgeht, können selbst gut infor-

mierte Erwachsene kaum widerstehen. Wie sollten dies Dreizehnjährige schaffen?

So wird die weibliche Pubertät in der Regel mit dem Gefühl der Niederlage abgeschlossen. Manche haben Glück und bleiben ziemlich schlank, die große Mehrheit der Mädchen aber steht so etwa zwischen dem 16. und dem 18. Lebensjahr vor einem Debakel. Da keine Anstrengung fruchtete und – wie nicht anders zu erwarten – die Natur sich durchsetzte, kann das nur bedeuten, dass man versagt hat.

Bedeutsam ist dabei, dass heute ein enger Zusammenhang zwischen einem positiven Körperbild und psychischer Zufriedenheit besteht. Untersuchungen in den USA und in Europa zeigen, wie sehr Selbstachtung und seelische Gesundheit von Frauen an die Überzeugung gekoppelt ist, einen akzeptablen Körper zu haben. Besonders bei jungen Frauen gilt das, weshalb der Schlankheitsterror die Entwicklung eines positiven Selbstkonzepts behindert und häufig bedeutet, dass Frauen sich als *Person* nicht annehmen können, jedenfalls seltener als Jungen. Sehr genau wissen sie, dass sie weit mehr als Jungen von ihrer Attraktivität abhängig sind. Sie verwechseln Attraktivität mit Schlankheit und fühlen sich kritisch betrachtet, ja »vermessen«, ob sie die Vorgaben einer eher untergewichtigen Figur auch einlösen. Rund 80 Prozent der pubertierenden Mädchen können diesem Ideal jedoch nicht entsprechen. Gehören sie gar zu den »Dicken«, ist eine tiefgehende Störung der Identitätsentwicklung zu erwarten. (56)

Die narzisstische Zicke

Noch bevor solche Probleme ernsthaft auftauchten, spielten Mädchen bereits mit *Barbie*. Barbie gibt es seit 1959. Sie wurde im Laufe der Jahrzehnte immer dünner. Wissenschaftliche Untersuchungen wiesen nach, dass Mädchen in einem ganz unrealistischen Maße abnehmen müssten, um so wie Barbie zu werden. Barbie ist magersüchtig. Wenn Barbie ein Mensch wäre, würde sie heute über die Maße 99-48-84 verfügen. Selbst ein leitender Angestellter der Hersteller-Firma *Matell* ist über dieses kleine Anorexie-Monster erstaunt: »Die Figur der Barbie ist, hochgerechnet auf einen Erwachsenen, etwas völlig außerhalb der Norm Liegendes. So eine Figur, das geht ja gar nicht. Ich werde oft gefragt, was ich machen würde, wenn mir eine Barbie lebend entgegenkäme. Na, dann würde ich zu Tode erschrecken, weil das ist ja eine Mutation! Das ist kein normaler Mensch.« (57)

Noch nicht einmal besonders sexy ist Barbie, falls man einmal in dieser Weise hinguckt. Dafür wirkt sie zu affektiert. Die Autorinnen Cheryl Benard und Edit Schlaffer fragen zu Recht: »Tut Barbie es aus Freude, oder weil sie danach ein Saphirarmband geschenkt bekommt?« Für Kinder taugt sie noch nicht einmal zum Wiegen und Schmusen. Niemand hat Lust, sich ihr liebevoll zuzuwenden, dafür ist sie viel zu spröde. Barbie kennt nur einen einzigen Lebenszweck: »schön« sein.

Barbie ist die Verkörperung eines kulturellen Diktats. Barbie hat niemals danach gefragt, ob sie irgendetwas Individuelles an sich habe, sie hat ihren Körper (und wahrscheinlich auch ihre Seele) exakt nach den Maßgaben von Werbung und Massenmedien ausgerichtet. Sie ist im Sinne Erich Kästners eine »Klassefrau«. Wenn es Mode wird, tun »Klassefrauen« alles. »Selbst das Schienbein würden sie sich bügeln! Und sie sind auf keine Art zu zügeln, wenn sie hören, dass was Mode ist«, dichtete Kästner.

In einem Heft zum Sammeln von Abziehbildern werden kleine Mädchen darüber aufgeklärt, wie sie mit Barbie umzugehen haben. Das ist auch nicht einfach bei dieser narzisstischen Zicke. »Ich lege großen Wert darauf, bei jeder Gelegenheit richtig angezogen zu sein.« – »Ich entspanne mich gern in einem Schaumbad, nachdem ich zuvor mit meinen Hanteln trainiert habe, um in Form zu bleiben.« – »Wenn ich mich auf dem Laufsteg Seite an Seite mit den gegenwärtigen Top-Models befinde, bin ich total glücklich.«

So ist Barbie nicht nur – wie es Helmut Remschmidt, Kinder- und Jugendpsychiater am Universitätsklinikum Marburg, ausdrückt – »eine groteske Verzerrung des normalen Körpers«. Barbie ist eine Neurotikerin. Und sie leitet dazu an, wie man neurotisch wird. »Man kann nicht sagen, dass die Beschäftigung mit diesen Puppen eine Magersucht verursacht«, so Helmut Remschmidt. »Sie fördert aber die Festlegung schon bei jungen Kindern auf das Schönheitsideal in unserer Gesellschaft.« (58)

Schon Neunjährige quälen sich daher mit Diäten. »Wir waren noch nie an einem Punkt, wo schon ein so großer Teil der Mädchen das Bestreben hatte, so dünn zu sein, und gleichzeitig die Werbe-Industrie ein so großes Interesse daran hatte«, kommentiert die Vorstandsvorsitzende des Bundesfachverbandes für Ess-Störungen in Kassel, Cornelia Götz-Kühne. (59)

Und da bei großer Magerkeit gleichzeitig unterdessen ein knackiger Busen angesagt ist, lassen sich immer häufiger auch ganz junge Mädchen ihre Brust mit Silikon-Implantaten vergrößern. 2001 verabschiedete daher das Europaparlament eine Ärzte-Empfehlung, vorsichtiger mit diesen Implantaten umzugehen und sie insbesondere Minderjährigen nicht mehr einzusetzen. 300.000 Frauen in Deutschland tragen Brustimplantate.

Der Psychopath im Kinderzimmer

Was den Mädchen recht ist, ist auch den Knaben zunehmend billig. Sie definieren ihre Identität ebenfalls mehr als früher über ihren Körper. Dass sich bei den Kindern Märkte und Umsatzmöglichkeiten eröffnen, haben zuständige Firmen längst entdeckt. Neben einschlägigen Fernsehsendungen und Computerspielen führt bei den jüngeren Altersklassen, ähnlich wie bei den Mädchen, das Spielzeug in die zukünftige Geschlechterrolle ein und macht mit den Körper-Normen frühzeitig vertraut.

In den USA ist ein Plastiksoldat namens *G.I. Joe* ein beliebtes Jungenspielzeug. Eine Untersuchung erbrachte, dass sich *G.I. Joe* seit 1964, als er auf dem Spielzeugmarkt eingeführt wurde, von einem normal gebauten Mann zu einem enormen Muskelprotz entwickelt hat. Ähnliches gilt für andere Action-Figuren wie auch für die Body-Builder in der Realität. Auch die Muskelnormen für Body-Builder wurden während der vergangenen Jahrzehnte immer weiter angehoben. Solche

Körperformen sind aber nach der Überzeugung von Experten nicht ohne chemische Hilfsmittel zu erreichen. Was unter Body-Buildern als normal gilt, kann zumeist nur erreicht werden, wenn man Anabolika einnimmt. So bedeutet die frühe Gewöhnung an Körpermaße wie diejenigen des *G.I. Joe* fast so etwas wie eine Erziehung zum Drogenmissbrauch.

Wer da mitspielen will, hat es nicht schwer. In den meisten Fitness-Studios wird mit Anabolika gehandelt, über das Internet sind diese Stoffe allgemein zugänglich und manchmal kommt man ganz unschuldig an solche Substanzen, so allgegenwärtig sind sie. So stecken in den von Sportlern verwendeten Nahrungs-Ergänzungsmitteln wie zum Beispiel *Kreatin* oft anabole Substanzen, die nicht ausgezeichnet werden und erst bei Dopingkontrollen auffallen.

Natürlich spiegelt dieser Kraftzuwachs eines Spielzeughelden die allgemeine Wachstumsideologie der industriellen Marktgesellschaft wider. Aus der einzelwirtschaftlichen Perspektive einer bestimmten Firma bleibt wohl gar keine andere Wahl: um konkurrenzfähig zu bleiben, muss der spezifische Marktwert einer Ware im Wettbewerb mit anderen Anbietern immer akzentuierter herausgestellt werden. Es geht also nicht nur darum, nach Möglichkeit den *Marktanteil* zu steigern. Unter betriebswirtschaftlichen Gesichtspunkten ist es darüber hinaus nur logisch, dass auch eine Plastikfigur wie G.I. Joe ständig Muskeln zulegen muss, da jedes Produkt mit der Erwartung konfrontiert ist, immer »besser« zu werden. Soweit dies nicht über geschicktes Marketing *scheinbar,* also mit den Mitteln von Werbung, Verpackung etc. gelöst werden kann, muss der Ware etwas zugegeben werden, das ihren tatsächlichen Gebrauchswert erhöht, und das kann im Falle des Beispiels nur durch ein Plus an »Masse« gelöst werden, denn für die Kinder ist G.I. Joe in erster Linie ein »Kraftbolzen«. Aus der Sicht des Herstellers sind es natürlich nur die Käufererwartungen und Konsumentenwünsche, die ihn, unter Konkurrenzdruck, dazu nötigen, sein Produkt immer gigantischer erscheinen zu lassen. Aus seiner Sicht ist der Vorgang ein demokratischer Abstimmungsprozess. Alle Kinder wollen, dass G.I. Joe immer muskulöser wird! Unter dem Blickwinkel des Ganzen (hier wäre eine systemtheoretische bzw. kybernetische

Herangehensweise angezeigt), sieht es jedoch völlig anders aus: Es sind nicht die Kinder, aber es ist auch nicht der Hersteller, dem die Verwandlung von G.I. Joe in ein Anabolikamonster zuzuschreiben ist. Das »System« ist so »gestrickt«, dass Wachstum, Aufblähung, Gigantomanie etc. gewissermaßen als »Output« eines objektiven Systemzusammenhangs automatisch entstehen. Die Konsumentenforderung: »Wir wollen mehr, mehr, mehr...!« steht dabei nicht am Anfang des Prozesses, sondern befindet sich irgendwo im Gesamtgeflecht als Faktor eines Kulturzusammenhangs, der erst dann wirklich zu erkennen ist, wenn man einen Standpunkt von außerhalb einnimmt. Dass alles immer größer, umfangreicher, schneller, besser, härter und so weiter werden müsse, ist ja ein Gedanke, der traditionalen Kulturen wie etwa der Welt des europäischen Mittelalters weitgehend fremd war. Gerade im Wirtschaftsbereich wurde damals – etwa durch die Zünfte – Wachstum bewusst *begrenzt*. Die alte Idee des antiken Philosophen Aristoteles war noch lebendig: es komme auf »Maß und Mitte« an, Extreme und Exzesse seien schädlich.

Unterdessen werden die Extreme ganz bewusst angesteuert. Kritiker mahnen zwar schon lange die »Grenzen des Wachstums« an. Für die Wirtschaftspolitik und insbesondere die Kapitalverwertungsinteressen der großen Konzerne kann es eine solche Begrenzung aber nicht geben. Der Gedanke, ganz China mit Personenautos »aufzurüsten«, ist eine derartige Konzernidee. Realisiert, würde sie zweifellos den weltweiten ökologischen Kollaps bedeuten. Dennoch wird dieses Ziel von den Konzernen konsequent ins Visier genommen. (60)

So ist *G.I. Joe* Ausdruck einer sich aufblähenden Ware nach dem Muster: Kaufen Sie das neueste Modell! Es ist noch besser, noch schneller, noch bunter, noch verrückter! Jedes Kind ohne das neueste Modell muss sich hoffnungslos »out« vorkommen.

Alleine durch diese Aufblähung ist G.I. Joe so wie Barbie auch eine »gelungene« Anleitung zu pathologischem Verhalten. Es fällt uns heute zwar nicht leicht, das Pathologische unserer ökonomischen Wachstums-Exzesse zu erkennen. Zu sehr sind wir selbst Profiteure einer Kultur, die mit nie gesehener Einseitigkeit auf die Wachstumskarte setzt. An einer Einzelerscheinung wie an diesem Spielzeugmännchen fällt es uns aber nicht so schwer, das Befremdliche an einer Lebenshaltung zu sehen, die sich in so seltsamen Kinder-Spielzeugen manifestiert.

Kinder spielen ja nicht mit irgendetwas, Kinder spielen mit den Wegmarken ihrer eigenen Sozialisation, und das bedeutet in unserer Kultur, dass sie frühzeitig mit den Orientierungsmustern einer auf Expansion bedachten Konsumgesellschaft bekannt gemacht werden. Das Menschenbild dieser Konsumgesellschaft ist nicht das Ergebnis genauer Beobachtung der natürlichen Entfaltungsbedingungen der Individuen. Homo Consumens, der Mensch als Verbraucher, ist eine Art Kunstprodukt rein wirtschaftlicher Funktionen, die sich aus dem Zusammenhang des Menschlichen *ausgegliedert* haben. Deshalb steht G.I. Joe auch so beziehungslos am Rande der Normalität. Würde er, so wie er ist, im wirklichen Leben auftauchen, könnte er sich vielleicht im Fitness-Studio bewegen, ohne auf irritiertes Gelächter zu stoßen. Ähnlich wie Barbie würde er sonst aber zweifellos als »Mutation« auffallen und in die Psychiatrie abgeschoben werden. Bei großer Übertreibung sind wir eben doch noch in der Lage, das Krankhafte unserer Ideale zu erkennen.

In Deutschland gibt es ein Pedant zu G.I. Joe namens *HeMan*. Auch HeMan besteht nur aus Haut und Muskeln. Jungen sind von ihm begeistert. Aber auch HeMan wurde vorgeworfen, er sei nicht ganz normal, ja ein »Psychopath im Kinderzimmer«.

Die Pädagogen Dieter Schnack und Rainer Neutzling, die das in satirischer, aber gewiss nicht übertriebener Form behaupten, haben gute Gründe. Sie haben HeMan zum Körpertherapeuten geschickt. Dort bekam die Hartplastikpuppe folgende Diagnose: Wegen der extrem angespannten Bauchmuskulatur habe HeMan wenig Platz für Gefühle. Er habe erhebliche Sexualprobleme. »Sein aufgeblähter Brustkorb verweist auf eine angstvolle Atmung. Er hat zuviel und kräftig eingeatmet, aber traut sich kaum auszuatmen. Seine Zähne sind zusammengebissen.« Auffallend sei der riesige Stiernacken, der fast so groß ist wie der gesamte Kopf, ein Zeichen für unterdrückte Aggression und Angst. Als Prototyp des psychopathischen Charakters sei es eine der Hauptstrategien von HeMan, die Welt zu täuschen: »Niemand soll merken, wie bedürftig er in Wirklichkeit ist. Insgesamt lässt sich sein psychopathisches Verhalten als Abwehr verstehen. Abwehr gegen das Gefühl der Schwäche und gegen das Gefühl unnütz zu sein. Er ist unfähig, intime Beziehungen einzugehen. Das macht die Sinnlosigkeit des Kämpfens noch einmal deutlich. Wofür kämpft er?« (61)

Darauf werden die Hersteller von HeMan ebenso wenig eine Antwort geben können wie viele, die sich heute an irgendwelchen Fronten bewähren, sei es für noch mehr Muskeln oder für noch mehr Geld. Diese Gesellschaft kennt keine sinnvollen Zwecke. »Mit vor Angst zusammengekniffenen Arschbacken« gibt HeMan den Knaben jedenfalls ein Modell, wie man sich unempfindlich macht. Der Körper als Verteidigungswall des Mannes. Außen hui und innen pfui! Die für Herzinfarkte anfälligen Männer sind gerade diejenigen, die den öffentlich bewunderten Idolen besonders entsprechen, so ein erfahrener Kliniker. Es fällt auf, dass die »Risikopersönlichkeit« des Herzinfarkts »eigentlich ziemlich exakt mit dem Idealbild des supermännlichen Mannes der Leistungsgesellschaft übereinstimmt.« Der Psychoanalytiker Horst Eberhard Richter, der dieses Phänomen untersucht hat, spricht von den Männern, die nicht leiden dürfen. Die Verdrängung des Leidens zerstört den Körper von innen heraus. Anabolika haben den gleichen Effekt. (62)

Kinder werden spielerisch mit den Körper-Normen der Marktgesellschaft bekannt gemacht. In welchem Ausmaß Erwachsene im Trommelfeuer der Körper-Propaganda stehen, illustrieren die folgenden Seiten.

7.
Körperverdruss als Goldgrube

Was man uns einredet

Die Botschaften der Gegenwart werden durch eine Vielzahl von Kanälen an den Menschen gebracht. Wenn der Körper das Symbol der Zeit ist, so muss ihm mitgeteilt worden sein, wie er sich auszurichten hat, damit er die Sprache seiner Kultur spricht. Auch Erich Fromms Marketing-Chrakter oder David Riesmans »außengeleiteter« Menschentypus muss einer Indoktrination erlegen sein, wenn er so sensibel und gehorsam widerspiegelt, was ihm durch das Gesamtsystem nahegelegt wurde.

Tatsächlich sind es nicht nur die Massenmedien, die hier zu berücksichtigen wären; die gesamte Gegenwartskultur kann als ein gigantisches Geflecht unterschwelliger Beeinflussung gesehen werden, und das Erstaunliche ist dabei vielleicht nicht einmal die Unvermeidbarkeit dieser Indoktrination, sondern deren Einförmigkeit.

Die als »freiheitlich«, als »pluralistisch«, ja als »individualisiert« apostrophierte Gesellschaft ist sich – wie gerade die Körper ausdrücklich zeigen – im Hinblick auf die Bewertung ihres Grundthemas verblüffend einig. Wenig kann sie sagen zu den großen Fragen nach dem Sinn des Lebens oder gar des Sterbens, wenig auch zu Moral und Wertsetzungen im alten Stil. Mit um so größerer Verbindlichkeit rechnet sie dem Einzelnen den Nettoprofit all jener Verhaltensregelmäßigkeiten vor, die man als Bühnentugenden bezeichnen könnte. Sofern sich der Einzelne – so suggeriert sie – in dieser oder jener Form an der Bühnenhaftigkeit und am Darstellungscharakter seines Lebens orientiert, ist die Chance nicht gering, Glück und Zufriedenheit in so ähnlicher Weise zu erfahren wie die ewig strahlenden Gesichter der Werbung. Es ist gleichgültig, so die Botschaft, was sich in deinem Inneren wirklich abspielt, entscheidend für den »Erfolg« (um das Zauberwort der Zeit zu wählen) ist alleine, dass du an der Zurichtung deines Ichs teilnimmst, ausgedrückt in der Präsentations-Form (dem »Shaping« und »Forming«) deines Körpers!

Die Agenten dieser Grundbotschaft von der Bedeutsamkeit der Theatertugenden bedienen sich der Kanäle der Massenmedien, aber sind auf sie alleine nicht angewiesen. Von der frühen Sozialisation war bereits die Rede. Den Eltern, den Bezugsgruppen mit ihren »Opinion-Leaders« und »Trend-Setters« stehen die Einflüsse der institutionalisierten Sozialisationsinstanzen gegenüber, die in mehr oder weniger subtiler Weise – auch wenn hier gegenläufige Tendenzen ebenfalls zu beobachten sind – alle ins gleiche Horn stoßen. Aber besonders gilt das für die Verkaufsstrategie der großen Firmen. »Das heutige Marketing« – so schreibt der Psychologe Alexander Meschnig in seinem Buch »Markenmacht« – »kann als ein System definiert werden, das kulturelle Normen, Praktiken und Aktivitäten in Warenform verwandelt. (...) Sie durchdringt zunehmend unser Leben, unsere Erfahrungen, unsere Werte oder prägt sie bereits anstelle traditioneller Vermittlungsinstanzen wie Familie oder Schule.« (63)

In erster Linie ist es also die Konsumkultur selbst, die unter dem Gesichtspunkt der Indoktrination ins Auge gefasst werden muss. Dies wird verständlicher, wenn man die Produktion von Waren und warenförmigen Dienstleistungen als eine Form der Massenkommunikation betrachtet. Eine Theorie der Massenkommunikation, die vergisst, dass Warenmärkte heute ganz allgemein Kommunikationsmärkte sind, greift wesentlich zu kurz. Über die Wirksamkeit oder Ohmacht der Medien kann erst dann etwas ausgesagt werden, wenn gesehen wird, dass die Medien selbst lediglich Teil einer höheren und umfassenderen Kategorie sind: nämlich der kommerziell vertriebenen Ware auf weitgehend oligopolistischen Märkten.

Auf den Warenmärkten aber wird nur noch selten ganz simpel (sagen wir) ein Laib Brot verkauft, der nichts Weiteres an den Mann bringt als eine Portion gebackenes Weizenmehl, womit der Konsument seinen Hunger stillt. Ganz selten wird quasi naiv eine Information angeboten, sagen wir über die Verabschiedung eines neuen Gesetzes. Nahezu jeder Ware und jeder warenförmigen Dienstleistung – und damit auch einer Vielzahl von »Informationen« – haftet schon längst ein nahezu phantastisches Odium an. Auf was auch immer das Auge fällt, was man auch immer in die Hand nimmt, wem man auch immer zuhört: die Wahrscheinlichkeit ist groß, sich in den träumerischen Gärten des Warenzaubers zu verlieren. Frei, frisch und gesund wird, wo auch immer man in der Warenwelt sich bewegt, jugendlich gelächelt und in voller Reinheit »natürlich« genossen. Jede simple Botschaft kommt zumindest mit Musikuntermalung daher. Und wenn irgend möglich, wird jeder Kauf zum »Erlebnis«, so wie sich jede Nachricht – der Begriff »Infotainment« illustriert es – in der Bilderwelt von »Action News« auflöst wie ein Camembert im tropischen Regenwald. Hierbei geht es um die spezielle Form der Ansprache, ein sehr schmales Muster der Kommunikation, das aus dem engeren Feld des Kaufens und Verkaufens hinübergewachsen ist in nahezu sämtliche Lebensbereiche. Leben wird zur Verkaufstechnik, sich verständigen zu einer Form des »Merchandising«. »Werbeförmiges« Kommunizieren steuert und verengt jedoch die möglichen Wertsetzungen und hat sich auf ein spezifisches Menschenbild festgelegt.

Denn die Vermischung der Alltagswelt, des Privaten und auch des Politischen mit Marketingeffekten, seine »Durchseuchung« mit Konsumbotschaften und einer allgegenwärtigen Kaufanimation suggeriert so etwas wie einen generellen Lebensstil und erzeugt eine charakterliche Orientierung. Hier geht es nicht um »Lifestyle« als austauschbares Oberflächenphänomen und Attitüde, es geht um die tiefwurzelnde Überzeugung, sich in einem universellen Warenhaus zu befinden, in welchem außer Gelderwerb, Kauf und Verkauf nichts anderes mehr von Bedeutung ist. Der von den Menschen jeweils präsentierte »Lifestyle« ist dabei lediglich eine spezielle »Show« auf der Bühne dieses Theaters, in dem zunehmend nur ein einziges Stück aufgeführt wird. Von der Wiege bis zur Bahre wird erwartet, dass jeder Einzelne diese Posse mitspielt. So ist etwa das Phänomen der »Marke« nur dadurch zu erklären, dass jenseits von Marketing und Werbung eine ganze Reihe weiterer Faktoren darauf hinwirkt, den Einzelnen zu einer Art Funktionär fremder Wirtschaftsinteressen zu machen. Wenn zum Beispiel Sportler wie wandelnde Litfasssäulen aussehen, so liegt das noch auf der Linie ihres eigenen ökonomischen Kalküls. Nur durch Mechanismen sozialer Abhängigkeit ist es jedoch zu erklären, dass die Menschen auf den Straßen die Logos der Markenfirmen spazieren tragen, eine Dienstleistung, für die sie nicht bezahlt werden, sondern umgekehrt selbst tief in die Tasche greifen müssen. Auch fällt es ihnen gewiss kaum auf, dass Kulturveranstaltungen mit hohen Eintrittspreisen oft im gleichen Ausmaß wie die Medien lediglich als Vehikel für Konsumbotschaften gedacht sind. Im Zuge des so genannten »Sponsorings« haben sich die Firmen längst der Kultur als eines Werbeträgers bemächtigt. Zur Zeit setzt die werbende Wirtschaft dazu an, auch die Schulen zu erobern und damit nachzuholen, was auf dem Wissenschaftssektor bereits in hohem Maße die Regel ist. Sobald die Präsenz des Kommerziellen in Erziehung und Wissenschaft alltäglich geworden ist, wird kaum mehr jemand darüber reden. Selbst Ärzten scheint es nicht verdächtig vorzukommen, wenn viele ihrer Fortbildungsveranstaltungen von den Pharmakonzernen bezahlt werden und sie über die Wirkungsweise von Arzneimitteln nur noch dasjenige wissen, was ihnen in kommerzieller Absicht darüber mitgeteilt worden ist. Kommerzialisierung aller Lebensbereich ist eben das Selbstverständlichste von der Welt. Wenn dann auch noch die Politik von nichts anderem mehr redet als von Wachstum, Investition und Nachfragesteigerung, und den Menschen nahe legt, für all dies länger und härter zu arbeiten, verengt sich das Spektrum der Möglichkeiten auf eine einzige Botschaft.

Und auf *diese* Botschaften kommt es an. Unterschwellig flüstert sie in allen anderen Botschaften mit. Das System der Beeinflussung ist so konstruiert, dass sich bei oberflächlicher Pluralität und scheinbarer Vielfalt letztlich nur eine einzige Kategorie verhaltensrelevanter Maßstäbe durchsetzt (vom Entscheidungsspielraum politischer Möglichkeiten ganz zu schweigen). Erstens: Bemühe dich zu Geld zu kommen (wenn es sein muss, durch harte Arbeit)! Zweitens: Kaufe und konsumiere! Denn sobald ein Kauf stattfindet und bei jedem Kauf aufs Neue vollzieht sich die grundsätzlichste aller Internalisierungen, die uns überzeugend und unhinterfragbar nur eines eintrichtert: der Kauf ist der Angelpunkt täglicher Betriebsamkeit, der Born möglicher Zufriedenheit, der verbürgte Quell des Menschenrechts dieser Zeit – nämlich frei und glücklich zu sein.

Es soll nicht der Eindruck entstehen, hier werde noch einmal die Geschichte von den »falschen Bedürfnissen« nacherzählt. Im empirischen Sinn »falsch« können Bedürfnisse zugegebenermaßen niemals sein. (64) Und wer in dieser Weise empirisch vorgeht, der wird nichts anderes zu sehen bekommen, als das bilderbuchmäßige Zusammenspiel von Angebot und Nachfrage. Und was könnte es Besseres geben? Was erzählt wird, ist eher die Geschichte einer Marktgesellschaft, die originäre Bedürfnisse erst gar nicht aufkommen lässt. Solange Märkte in dieser Form existieren, bleiben die wahren Bedürfnisse ein Rätsel. Was jemand denn gewollt hätte, wenn ihm nur die Möglichkeit eingeräumt worden wäre, sich dazu zu äußern, kann unter den gegebenen Bedingungen nicht entschieden werden.

Der Mythos der *freien Marktwirtschaft* besagt, die Nachfrage bestimme das Angebot. Produziert werde nur, was die Menschen auch wirklich wollen und tatsächlich brauchen. In Wirklichkeit ist es umgekehrt. Bevor auch nur ein einziges Bedürfnis existiert, drängt sich uns das Angebot auf. Keines unserer Bedürfnisse hat auch nur die Chance, sich herauszubilden, ohne sofort mit dem Geschrei der Angebote konfrontiert zu sein. Die Angebote sind zuerst da, anschließend folgt der Mensch. Jeder, der herauszufinden versucht, was er denn eigentlich *will*, wird augenblicklich durch das aufdringliche Geplapper der tausend Vorschläge irritiert, bis er klein beigibt und kauft. Offenbar hatte er ein Bedürfnis.

Für die *wachsende* Marktwirtschaft ist dies eine positive Nachricht. Denn wo käme sie hin, wenn sie bei schrumpfender Population auf die Nachfrage *warten* müsste? Wollte man erst warten, bis jemand wirklich etwas braucht, am Markt erscheint und händeringend darum bittet, würde man nicht den zehnten Teil dessen absetzen, was heute tatsächlich unters Volk gebracht wird. Die *Erzeugung* der Nachfrage ist also die Grundvoraussetzung wirtschaftlichen Wachstums.

Bedürfnisse oder »Bedürfnisse« ?

Wie geht das: eine Nachfrage zu erzeugen? Wir bleiben konkret und wenden uns wieder den Körpern zu. Der Körper ist der Ursprung unserer Bedürfnisse. Als ätherische Engel wären wir in der Marktwirtschaft nutzlos. Die Bedürfnisse des Körpers – nach Nahrung, einem Dach über dem Kopf, Bekleidung etc. – müssen befriedigt werden. Der amerikanische Motivations-Psychologe Abraham Maslow (1908-1970) bezeichnete sie als *Basic Needs*. Sie ermöglichen die Basis des Lebens, entspringen aber den herben natürlichen Notwendigkeiten und damit den *Defiziten* unserer psychologischen Struktur.

Über dem ewig Defizitären, dem ewigen Durst, dem ewigen Hunger, der unerlässlichen Notwendigkeit, dem Körper Schlaf zu gönnen, ihn gegen die Unbilden der Witterung zu schützen, wölbt sich – nach Maslow – eine spezifisch menschliche Welt höherer Motivationen. Maslow nennt sie »Wachstumsbedürfnisse«. Es handelt sich um das in allen Menschen angelegte Streben, über das bloß Defizitäre hinauszukommen, in einen Bereich, der ihn wirklich erfüllt. Hier geht es um wahre Selbstverwirklichung, in deren Mittelpunkt die Sicherheit steht, ein authentischer, einmaliger Mensch zu sein. Hier geht es um Identität. Maslow nennt die auf solche Identität gerichteten Antriebe, die Wachstumsbedürfnisse, auch »Meta-Motive«. »Wachstum« bedeutet bei Maslow natürlich etwas ganz anderes als es in unserer Kultur sonst weitgehend üblich ist. Dieses Wachstum ist nicht quantifizierbar, sondern rundum »qualitativ« und baut auf der Basis des Quantifizierbaren lediglich auf. Im Grunde nimmt Maslow hier uralte Vorstellungen auf, die wir etwa bei Aristoteles in dessen berühmter Unterscheidung von »Arbeit« und »Muße« finden. Ökonomische Arbeit ist um der »Muße« willen da, die bei Aristoteles freilich etwas ganz anderes ist als lediglich »Freizeit« oder gar »Erholung«. In der »Muße« findet der Mensch wahrhaft zu sich selbst. (65)

Die Produktion von Bedürfnissen durch die Marktwirtschaft hat mit diesen auf Selbstverwirklichung und »Muße« gerichteten Meta-Motiven ihre Probleme. Meta-Motive sind schlecht kommerzialisierbar. Wie soll man etwa *Identität* verkaufen oder *Lebendigkeit* oder *Güte*? Wie soll man das Bedürfnis nach Erfüllung in einer gelebten menschlichen Beziehung über den Markt befriedigen oder Spiritualität als die Gewissheit, dass dieses Leben einen transzendenten Sinn hat?

Solche Bedürfnisse entziehen sich schlechthin dem Zugriff des Marktes. Zwar beobachten wir durchaus, wie auch die Meta-Bedürfnisse dreist kommerzialisiert werden, aber der Versuch bleibt durchsichtig. In den USA ist schon mancher fromme Prediger zum Millionär geworden. Doch es bedarf eines sehr einfachen Gemüts, um solcherart »Handel« nicht zu durchschauen. Die göttliche Gnade ist nun einmal nicht käuflich zu erwerben. Luther, der den damaligen Ablasshandel bekämpfte, hielt seine Predigten nicht gegen Eintrittsgeld. Und so haben wir uns im Allgemeinen ein gewisses Gespür dafür bewahrt, dass alles wirklich Wertvolle sich jenseits des Marktes befindet, jenseits von Angebot und Nachfrage, wo weder Umsatz noch Gewinn erzielt werden und nicht jede Handlung zweckrational auf ihren materiellen Nettoprofit hin abgeklopft wird.

So ist das Reich der Maslowschen Meta-Bedürfnisse für die Wirtschaft also ein ödes Feld. Weit besser kann die anbietende Wirtschaft mit den Defizit-Bedürfnissen umgehen. Hier gehört sie hin, hier kann sie ackern. Aber es entfaltet sich ein Problem, das von der Maslowschen Motivationslehre her leicht zu verstehen ist. Defizit-Bedürfnisse entstehen zwar immer aufs Neue, aber sie können auch regelmäßig für eine gewisse Zeit »ruhiggestellt« werden. Niemand kann zum Beispiel unendlich viel trinken oder essen. Bestimmte Restaurants leben von dieser einfachen Erkenntnis. Für einen Fixpreis kann man dort so viel verzehren, wie man will. Es gibt Leute, die zwei Tage lang hungern, um am dritten Tag in einem solchen Restaurant einmal richtig zuzuschlagen. Trotzdem kommt dieses auf seine Kosten. Letztlich sind alle Defizit-Bedürfnisse, in der Sprache der Wirtschaftswissenschaft ausgedrückt, mehr oder weniger »unelastisch«, das heißt, sie lassen sich nicht unbeschränkt dehnen, eine gegebene Nachfrage ist irgendwann einmal, zumindest vorübergehend, befriedigt.

Wie aber soll eine Volkswirtschaft immer weiter *wachsen*, wenn die Menschen schließlich feststellen, dass sie alles Notwendige besitzen und nur noch Ersatz für das Verbrauchte und Verschlissene benötigen? Natürlich gibt es technische Innovationen, die unsere *Basic Needs* wesentlich effektiver befriedigen, als es ohne sie der Fall wäre. Derartige Neuerungen sind der Hauptgrund für den ungeheuren Wachstumsboom, den die Industrialisierung auslöste. *Basic Needs* werden effek-

tiver befriedigt, wenn wir zum Beispiel durch Technik Zeit sparen oder
körperliche Anstrengungen vermeiden. Solche Innovationen lösen
Wachstumsschübe aus. Vielleicht ist die Erfindung der Waschmaschine eines der besten Beispiele. Ohne Waschmaschine keine Emanzipation. Die Waschmaschine – eine Erinnerung an vorindustrielle Zeiten
bestätigt es – ist die Basis aller höheren Ziele der Menschheit, jedenfalls des weiblichen Teils derselben. Gewiss ist der Personal- Computer (PC) eine ähnliche Innovation.

Sehr häufig jedoch sind alle Grundbedürfnisse des Verbrauchers
befriedigt, er hat genug zu essen, wohnt zufriedenstellend, verfügt über
eine Waschmaschine etc., aber es fehlt ihm an den Gütern aus der Welt
der *Meta-Motivationen*. Vielleicht fragt er sich nach dem Lebenssinn,
vielleicht fehlt ihm Liebe. Es ist sofort klar, dass hier die anbietende
Wirtschaft eigentlich nichts anzubieten hat. Obgleich starke Empfindungen des Ungenügens und des Mangels vorliegen mögen, geht es hier
nicht um Defizite, die quantitativ »aufgefüllt« und damit beseitigt werden könnten. Der Mangel an Liebe wird beispielsweise ganz anders
erlebt als der Mangel an Benzin, wenn der Anzeiger meines Autos auf
»Reserve« steht.

Wir haben das Gefühl, dass das Wort »Befriedigung« bei den Wachs-
tumsbedürfnissen und den Meta-Motivationen irgendwie fehl am Platz
ist. Ein Bedürfnis nach Schönheit kann man nicht »absättigen« oder wie
einen leeren Behälter »auffüllen« und damit vorübergehend zum Verschwinden bringen. Das Bedürfnis nach Erkenntnis oder einer echten,
tiefen Beziehung löst sich nicht dadurch auf, dass wir etwas erkannt bzw.
eine tiefe Zuneigung empfunden haben. Im Gegenteil: das Bedürfnis
wird zumeist noch stärker. Und dabei hat man nicht das Empfinden,
die Lust auf Erkenntnis und die Freude an einer Zuneigung seien etwas Unangenehmes. Man möchte mehr davon »haben« und ist gleichzeitig tief befriedigt, ein im Grunde paradoxer Zustand, mit dem die
Marktwirtschaft nichts anfangen kann.

Selbsthass wirkt preissteigernd

Das Dilemma der oligopolistisch verfassten Marktwirtschaft liegt hierin: Sie braucht *wachsende* Bedürfnisse, kann sie aber gerade dort nicht
finden, wo sie alleine wirkungsvoll eingreifen kann, nämlich innerhalb
der Defizit-Bedürfnisse. Defizit-Bedürfnisse sind generell nur begrenzt
»elastisch«. Wo Bedürfnisse in besonderer Weise wirklich unendlich
sind, wo sich Wachstum tatsächlich auf ein nie ganz erreichbares Ziel
zu bewegt, ist die Marktwirtschaft dagegen impotent. Hier kann sie
wenig leisten.

Aber sie kann etwas anderes. Sie kann Irrtümer produzieren. Eigentlich haben die beiden Bedürfniskategorien wenig Vergleichbares. Sie
geraten dennoch leicht durcheinander. Eine Frau blättert in einer »Frauenzeitschrift«. Sie fühlt sich unwohl und deprimiert. Sie hat weder
Hunger noch Durst, sie hat keine finanziellen Probleme, sie ist gesund.
Je länger sie in der »Frauenzeitschrift« blättert, desto deutlicher wird sie
Opfer einer Verwirrung. Schließlich kann sie nicht mehr sagen: »Ich bin
unglücklich!« Sie kann auch nicht mehr fragen: »Was ist das für ein
Unglück? Was steckt vielleicht dahinter?« Stattdessen sagt sie: »Ich bin
unzufrieden mit meinem Körper! Ich habe eine schlechte Haut.« Und
sie fragt: »Was kann ich tun, damit ich dünner werde?«

In genau diesem Moment ist sie dort, wo man sie haben will. Nur
auf *diese* Frage kann die anbietende Wirtschaft eine Antwort geben.
Bloß nicht bei den Meta-Bedürfnissen landen! Schön dort bleiben, wo
der Markt auch potent ist. Natürlich ist es ein Irrtum zu glauben, jemand
könne durch das Verschwinden eines Fettpölsterchens auch nur einen
Deut an Identität oder Lebenszufriedenheit dauerhaft hinzugewinnen,
aber um die Erzeugung solcher Irrtümer geht es. Selbsthass wirkt
nachfrage- und preissteigernd. Die Kernbotschaft der meisten Frauenzeitschriften ist daher auf Verunsicherung ausgerichtet. Auch bei den
sogenannten Frauenzeitschriften geht es, wo irgend möglich, um Neu-
rotisierung.

Natürlich könnte in solchen Zeitschriften etwas ganz anderes stehen: »Was macht es schon, wenn du ein wenig dicker bist! Achte mal
darauf, wie viele Männer dich trotzdem offenbar attraktiv finden. Und

übrigens: Es gibt noch mehr im Leben! Wolltest du nicht schon immer mit dem Malen anfangen. So und so könntest du eine lange verschüttete Fähigkeit wieder hervorholen, Freunde finden, deinem Leben einen Sinn geben...« Aber es läuft genau umgekehrt. Die Forschung zeigt, dass die Medien dazu neigen, in den Frauen Unzufriedenheit zu wecken, insbesondere ein schlechtes Körpergefühl. Für Männer gilt das zunehmend ebenso.

Dies geschieht in einer für Massenmedien und Werbung charakteristischen Weise: Sie biedern sich zunächst an und schaffen Vertrauen. Der Leser hofft auf Information und Beratung. Was aber wirklich angeboten wird, hat damit kaum etwas zu tun. Jeder »Ratschlag«, jede »Lebenshilfe« steht unter dem Vorbehalt des Profits. Die Medien selbst und deren Werbekunden müssen daran verdienen, sonst hat die »Lebenshilfe« keinen Wert. »Vielleicht haben Sie schon den ersten Blick auf ihre Festtagsgarderobe geworfen und festgestellt, für dieses besonders schikke Kleid habe ich ein paar Pfunde zuviel. Die Pölsterchen sind deutlich sichtbar. Lassen Sie sich Ihre Vorfreude nicht verderben. Noch haben Sie Zeit, den Pölsterchen zu Leibe zu rücken. Noch können Sie bei täglicher ärztlicher Betreuung 10 – 15 oder 20 Pfund abnehmen. Und denken Sie daran, schlank werden bedeutet: neues Selbstbewusstsein. Neue Lebensenergie. Neue Vitalität.« (66)

Dieser Anzeigentext der Diätindustrie zeigt die Vorgehensweise deutlich. Erster Schritt: ein Problemchen aufgreifen und hochspielen. Zweiter Schritt: »Ratschläge« erteilen, die Geld bringen. Dritter Schritt: so tun als werde dadurch ein Meta-Bedürfnis befriedigt: Selbstbewusstsein (Identität), vitale Lebensenergie (Erfüllung). Mag ja sein, dass jemand durch ein wenig Abnehmen auch ein bisschen von seiner Unsicherheit verliert. Durch die Verneigung vor den angenommenen Urteilen anderer, bestätigt er jedoch nicht sein Selbstbewusstsein, sondern vielmehr seine Abhängigkeit. Bis zu Lebensenergie und Erfüllung bleibt noch ein weiter Weg.

Die Erzeugung des Irrtums ist also deutlich. Was durch Körperkontrolle *nicht* erreicht werden kann, wird »angeboten«. Der Konsument soll sich täuschen. Er soll sein Problem gewissermaßen klein halten, aber auch unbezähmbar. Er soll es jedenfalls dort aufsuchen, wo es mit

Sicherheit nicht ist – nämlich im oder am Körper. Schließlich ist es dann doch dort, findet sich, wo es eigentlich nicht hin gehört.

Und so wird der Anorektiker zur Symbolgestalt dieser Situation: Er versucht am Körper zu erledigen, was effektiv nichts damit zu tun hat. Er sehnt sich nach Erfüllung und hält Diät. Er verlangt nach Liebe und joggt sich die Seele aus dem Leib. Er möchte endlich wissen, wer er ist, und kontrolliert pausenlos sein Gewicht. So bleibt er Asket ohne Religion. Oder besser: er glaubt Religion auf dem Kehrichthaufen zu entdecken. Das hat er mit jedermann gemeinsam: Uns allen wird in einer tagtäglichen Gehirnwäsche suggeriert, der Sinn des Lebens sei auf den Wühltischen der Konsumkultur versteckt. Wer hart genug arbeite und anschließend sein Geld wieder ausgebe, der werde dort irgendwann die Erleuchtung finden. Wir alle starren dabei wie gebannt auf das jeweils neueste Angebot und überlegen uns, wie wir es bezahlen können.

Am Anfang aber steht stets die Erzeugung des ökonomisch ausbeutbaren Bedürfnisses. Anfang der 70er Jahre erfand das Modemagazin *Vogue* ein Frauenproblem, das es bis dahin nicht gab. Niemand hatte sich offenbar darum gekümmert, niemand hatte daran verdient. *Vogue* nannte das Problem »Cellulite«, und schon war ein gigantischer neuer Markt eröffnet. Plötzlich entdeckte jede Frau jenseits des zwanzigsten Lebensjahrs, wie »unerfüllt« sie war, wenn sie einen Blick auf ihre Oberschenkel warf.

Man stelle sich vor, die Medien gingen zum Generalangriff auf den männlichen Penis über! Viele Männer haben Penissorgen. Sie halten ihn für zu kurz, zu dick, zu dünn. Es ist nicht nur zum Lachen, dass sich Männer so sehr mit ihrem Glied identifizieren. Es hat etwas mit ihrer Identität zu tun, die nun einmal nicht die weibliche ist. Diese Identität steht im Mittelpunkt einer Paradoxie: die Stärke des Mannes ist zugleich seine Schwäche. Wenn also erst einmal die generelle Mangelhaftigkeit des Penis ruchbar wird, die Medien seine ständige ängstliche Beobachtung fordern, dann – Gnade Gott. Jeder, der sich auskennt, weiß, was da die Folgen wären. Und gewiss wäre es möglich, eine Menge Geld daran zu verdienen.

Die Publizistin Ebba Drolshagen kommentiert treffend: »Es ist eine geradezu unglaubliche Propagandaleistung, mit welcher Beharrlichkeit, Dreistigkeit und mit welchem Erfolg Werbung und Frauenzeitschriften in den letzten zwanzig oder dreißig Jahren den biologisch normalen Frauenkörper zu einer einzigen ›Problemzone‹, ja einer Abnormität der Natur umdefinierten.« (67) Dem männlichen Körper ergeht es neuerdings ebenso.

Massenindoktrination als Diät

Wie sich gezeigt hat, ist die Marktwirtschaft als ein Kommunikationsprozess zu verstehen, der Bedürfnisse produziert und Persönlichkeitsmerkmale formt. Obgleich er allgegenwärtig und mit seinen Versprechungen überaus aufdringlich ist, lässt er die Menschen dennoch chronisch unzufrieden zurück, weil er niemals einlöst, was er verspricht. Innerhalb dieses Gesamtprozesses sind die Medien lediglich ein Teilaspekt. Dennoch: Wer von der Zurichtung des Körpers spricht, von Körper-Idealen, von Körperverdrossenheit und Körperwahn, der muss auch von den Massenmedien sprechen. Sie sind zwar nur ein Teil des Kommunikations- und Indoktrinationsapparats in der »Kommunikationsgesellschaft«, aber sie transportieren die gültigen Köperideologien deutlicher, als es die übrigen Indoktrinationskanäle könnten. Dies ist offensichtlich, und doch machen wir uns kaum ein rechtes Bild davon. Vor einhundertundfünfzig Jahren war die Lektüre einer Zeitung noch etwas Ausgefallenes. Was in der Welt so vor sich ging, erfuhr man durch Gerüchte, durch Anschläge an den Häuserwänden oder durch Ausrufer. Ob die Königin einige Kilo zu viel wog, war für kaum jemanden ein Thema, da man sie außerhalb der Residenz fast niemals zu Gesicht bekam.

Heute sind die Medien allgegenwärtig. Wenn wir Radio, PC-Kommunikation, Video etc. mit einbeziehen sind viele nahezu *ständig* in irgendeiner Weise mit den modernen Massenmedien konfrontiert. Auch wenn – wie die Forschung zeigt – die Massenmedien gewiss nicht an allem Schuld sind, ihre isolierte Wirkung nicht überschätzt werden darf: eine Interpretation der Gegenwartskultur *ohne* gebührende Berücksichtigung der Massenmedien geht an unserer Welt vorbei.

Im Hinblick auf Körperideale und Schönheitsvorstellungen befördern die Medien offenbar eine »Prototypisierung«, eine Art Standardisierung der Ideale. Wie bereits dargestellt, entstehen Schönheitsvorstellungen durch die Bildung eines Mittelwerts aus vielen Einzelwahrnehmungen. Unter dem Einfluss der Medien können derartige Wahrnehmungsdurchschnitte verschoben werden. Bekommen wir sehr häufig Menschen vor Augen geführt, die *nicht* mehr der Normalverteilung innerhalb der durchschnittlichen Population entsprechen, sondern einer willkürlichen Auswahl, so kann es zu einer allmählichen Veränderung der Standards kommen. Es setzt eine neue *Prototypisierung* ein, die einem verschobenen Mittelwert entspricht. Es haben sich neue Schönheitsstandards herausgebildet. Von nun an müssen Menschen den neuen Vorbilder gleichen, um als »schön« empfunden zu werden. Hierbei spielen also die Medien eine zentrale Rolle. So weiß man, dass unter ihrem Einfluss viele Beurteiler »anspruchsvoller« werden.

Diesen als »Farrah-Faktor« (nach einer amerikanischen Serien-Darstellerin) bezeichneten Einfluss wies man experimentell bei Studenten nach, denen das Foto einer Studentin von durchschnittlichem Aussehen vorgelegt wurde. Sie sollten das Bild danach beurteilen, ob diese Studentin vom Äußeren her als Freundin für einen Kommilitonen in Frage käme. Ein Teil der Studenten hatte vorher einen Serienfilm angeschaut (»Drei Engel für Charlie«), ein anderer Teil nicht. Jene Studenten, die unmittelbar zuvor die attraktiven Schauspielerinnen der Serie betrachtet hatten, beurteilten die Studentin als wesentlich schlechter aussehend als solche Studenten, die vorher die Sendung nicht gesehen hatten. (68)

Im Rahmen einer englischen Studie wurden Frauen nach der Zufriedenheit mit ihrem Aussehen und ihren Körperproportionen befragt. Danach verbrachten sie eine Stunde damit, Modejournale zu lesen. Anschließend wurden sie erneut nach ihrem Aussehen befragt. Die Zufriedenheit mit ihrem Körper hatte durch die Lektüre der Zeitschriften deutlich abgenommen!

Diese – auch bei vergleichbaren empirischen Untersuchungen nachgewiesene – Beurteilungsverschiebung, der »Farrah-Effekt«, bedeutet, dass wir unter dem Einfluss der Medien »Mustervorstellungen« davon herausbilden, wie wir selbst oder jemand anderes aussehen sollten. Wir erzeugen »Prototypen«.

Das wäre nicht weiter aufregend, wenn diese Prototypen realistisch wären, d. h. wenn sie auch nur einigermaßen im Bereich des Erreichbaren lägen. Tatsache ist jedoch, dass uns die Medien ständig die berühmten »Tauben auf dem Dach« vor Augen führen, so als hätten wir irgendeine Möglichkeit, sie für uns einzufangen. Je stärker man unter »Beschuss« der Massenmedien steht, desto ausgeprägter wird man nach diesen »Tauben« verlangen.

Leider gibt es für den Durchschnittsmenschen kaum eine Chance, ihrer habhaft zu werden. Die »Prototypisierung« als eine Art Wahrnehmungs- und Geschmackstraining erzeugt hier also den für die Gegenwartskultur charakteristischen Effekt: Die Schönheitsideale sind stets so beschaffen, dass es schier unmöglich ist, ihnen zu entsprechen. Sie sind im doppelten Sinne nahezu unerreichbar: für denjenigen, der ihnen selbst entsprechen will, aber auch für die meisten, die es gerne sähen, dass ihr Partner diesen Idealen nahe kommt. Diese Unerreichbarkeit ist aber im Sinne der Schönheitsindustrie ein »günstiger« Effekt, denn er erzeugt Unzufriedenheit und hält somit die Nachfrage wach.

Natürlich wird nicht nur »Schönheit« prototypisiert. Beim Anblick magersüchtiger Models mag mancher eine Gänsehaut bekommen. Je häufiger aber effektiv untergewichtige Frauen in den Medien präsentiert werden, desto mehr wird als »schön« empfunden, was in dieser Hinsicht zuvor allenfalls am Rande noch Beachtung fand. Untergewicht dürfte angesichts des normalen Populationsdurchschnitts kaum einer mittleren Ausprägung körperlicher Merkmale entsprechen, sondern auch heute noch eher zu den Extremen zählen. Je öfter wir die Extreme jedoch in den Medien als beispielhaft vorgeführt bekommen, als desto normaler und »durchschnittlicher« werden wir sie empfinden. Schließlich halten wir für normal, ja vielleicht sogar für attraktiv, was lediglich ein »Medieneffekt« ist, eben der Effekt einer neuen »Prototypisierung«.

Ein Problem entsteht auch aus folgender Tatsache: Extreme sind selten. Je mehr wir uns darauf versteifen, dass der *Partner* diesem künstlichen Prototyp entsprechen muss, desto unzufriedener werden wir möglicherweise mit unseren *realen* Möglichkeiten. Vielleicht könnten wir gar auf die Idee kommen, lieber ganz auf einen Partner zu verzichten, als uns mit dem als inakzeptabel empfundenen realen »Angebot« zufrieden zu geben.

Der Attraktivitätsforscher der Universität Wien, Karl Grammer, hält genau dies für möglich. Die dauernde Berieselung mit unrealistischen Körper-Standards trägt nach seiner Meinung möglicherweise zur »Versingelung« der Gesellschaft bei. (69) Auch der Sozialwissenschaftler Bernd Guggenberger sieht uns als Opfer eines »Sozialexperiment(s) von gigantischen Ausmaßen, das in der Geschichte der Menschheit völlig ohne Vorbild ist. (...) Wir sind in einem Maße auf übergroße Strahleaugen, makelloses Gebiss, Wespentaille, lange Beine und das üppig aufgeföhnte Haupthaar geeicht, dass wir – auch ohne bösen Willen und wohl schon weitgehend automatisch – das Fehlen dieser ›Selbstverständlichkeiten‹ im realen sozialen Musterungsdiskurs abstrafen. ›Sie ist ganz nett, obwohl sie dicke Beine hat‹ – diese Charakterisierung der neuen Klassenkameradin lässt keinerlei Zweifel an der sozialen Wirksamkeit solcher Deutungsmuster.« (70)

Die neue Unduldsamkeit

Guggenberger hält es noch in anderer Hinsicht für möglich, dass der Einfluss der Medien in diesem Bereich weit über die Erzeugung unrealistischer Attraktivitätsstandards hinausreicht. Da man davon ausgehen müsse, dass »Schönheit« in den Medien einem alten Muster entsprechend in der Regel mit den Attributen »gut« und »liebenswert« gekoppelt werde, der »hässliche« Mensch jedoch als »böse« und »bedrohlich« erscheine, komme es zu einer neuen Unduldsamkeit. Wieder einmal würden diejenigen Artgenossen abqualifiziert, die nicht den biologischen Standards entsprechen. Man denke etwa an sehr dicke Menschen oder an Behinderte. Dass Behinderte gerade *wegen* ihrer

Behinderung belästigt werden, ist bekannt. Wer in einer auf Über-
schlankheit geeichten Wahrnehmungswelt als »dick« erscheint oder
gar wirklich übergewichtig ist, muss ebenfalls damit rechnen, sozial
geächtet zu werden.

Diese »faschistoide« Tendenz, also die verächtliche Aussonderung
des als biologisch minderwertig Angesehenen, ist überhaupt ein eigen-
artiger Zug der Gegenwartskultur. Eigenartig deshalb, weil derartige Dis-
kriminierungen ja offiziell einer unseligen Vergangenheit angehören.
Tatsächlich und wie unter der Oberfläche sind die sozial-darwinistischen
Orientierungen, die auch den Nationalsozialismus prägten, immer noch
lebendig. Ideologien von Stärke, der Kult des rücksichtslosen Erfolgs
in einer Kultur ohne Gnade und Pardon werden zwar nicht mehr
öffentlich gefeiert, sind aber dennoch als inoffizielle »Grundwerte« und
eine Art Hintergrundmusik der als sozial apostrophierten Marktwirtschaft hörbar. Durch die Körper drücken sie sich aus.

Zu den *offiziellen* Grundwerten einer *sozialen* Gesellschaft gehört
der Anspruch auf ein gewisses Maß an Gleichheit. Aber natürlich ist
die Marktgesellschaft der Gegenwart nicht egalitär! Extreme Einkom-
mens- und Besitzunterschiede zeigen, wo die Grenzen zwischen den
Schichten verlaufen. Freiheit steht immer unter dem Vorbehalt, dass
sie nur dann und insoweit existiert, als es die soziale Lage erlaubt – für
den Sozialhilfeempfänger anders als für den Großaktionär. Die Ellen-
bogen, die ich benötige, um mich ein Stück weit nach oben zu kämpfen, kann ich nur dann einsetzen, wenn ich auch physisch für diesen
»Krieg aller gegen alle« gerüstet bin. Zumindest kann mein Körper der
symbolische Ausdruck dieses täglichen Kampfes werden. Die Medien
zeigen dabei Mittel und Methoden.

Wird das Leben als Kampf begriffen, ist es nicht mehr verwunderlich, wenn unsere Körperideale eine verblüffende Ähnlichkeit mit den
Idealen der Nazis haben. Dies gilt in erster Linie für den männlichen
Körper. Die Body-Building-Kultur, in welcher der chemisch forcierte
Muskelaufbau zu den Selbstverständlichkeiten gehört, ist das fortent-
wickelte Pendant zur Nazi-Ideologie männlicher Überlegenheit. Auch
die faschistischen Körperideale – etwa ausgedrückt in der Nazi-Male-
rei, den Filmen Leni Riefenstahls oder der Nazi-Plastik eines Arno

Breker – waren in ihrer antikisierenden Monumentalität grotesker Kontrast zur realen Machtlosigkeit des damaligen Individuums. Der Einzelne – auf das Niveau eines Sandkorns in der Wüste der modernen Massengesellschaft deklassiert – sollte sich angesichts des rassistisch aufgeblähten deutschen Muskelmenschentums grandios und überwertig fühlen und war doch gerade gut genug, um an diversen Fronten verheizt zu werden.

Der weibliche Körper wird heute allerdings nicht mehr aufs Gebären und die Aufzucht von Soldaten festgelegt wie bei den Nazis. Der Kontrast zwischen Männern und Frauen ist unterdessen fast schon aufgehoben worden. »Emanzipation« hat sich insoweit niedergeschlagen, als die Frauen dem männlichen Modell angeglichen werden. Die Konditionen wurden für Frauen dabei nicht unbedingt besser, aber den männlichen Konditionen ähnlicher. Der androgyne Einheitskörper, auch wenn er nur sehr verkrampft und mit Müh und Not hergestellt werden kann, ist dabei die offenbare Botschaft der Medien.

Diese Botschaft ergibt auch für Frauen Sinn: »Stärke« ist heute für beide Geschlechter erste Bürgerpflicht. Wer sich nicht wappnet, geht zugrunde. Wer jedoch so »stark« sein muss, wie es die Gegenwartskultur fordert, der ist in seinem Inneren sehr schwach. Man braucht nicht den Tiefenpsychologen Alfred Adler zu bemühen, um in den Versuchen der körperlichen Panzerung, der muskulären Aufrüstung, des pausenlosen Kampfes um immerwährende Fitness krampfhafte Versuche der »Überkompensation« zu erkennen, die nach Adler immer dann auftreten, wenn sich Individuen durch frühe tiefe Verletzungen unendlich klein und unterlegen fühlen.

Adler (1870-1937) entwickelte seinen Deutungsansatz aus der Beobachtung heraus, dass Menschen mit von Natur aus minderwertigen Organen (zum Beispiel Verkrüppelungen) dazu neigen, kompensatorisch nach Macht zu streben. Heute wird uns eingeredet, dass unser Körper, so wie ihn die Natur geschaffen hat, in keiner Weise den zu fordernden Standards entspricht und insgesamt ein »verkrüppeltes Organ« ist. Systematisch wird ein kollektiver Minderwertigkeitskomplex erzeugt. Solche kollektiven Komplexe kann man ausbeuten, wirtschaftlich oder politisch.

Ohne Minderwertigkeits-Gefühle im kollektiven Maßstab ist die Geschichte des Faschismus nicht zu verstehen. Faschismus ist psychologisch im Grunde nichts anderes als der großangelegte Versuch, sich angesichts einer als unerträglich empfundenen Unterlegenheit zum Übermenschen aufzublähen. Dies drückt sich auch in der körperlichen Präsentation aus. Selbst wenn derartige Körper-Ertüchtigung eigentlich gänzlich funktionslos bleibt, weil im bürokratischen und technologischen Zeitalter nicht die Körper, sondern Maschinen, Organisationen und die Eigengesetzlichkeit der Strukturen über reale Macht verfügen, vermittelt ein durchtrainierter Körper illusionär eine letzte verbliebene Sicherheit in einer Welt der Verunsicherung, ähnlich wie ein Stachelarmband dem Jugendlichen als magisches Objekt dient zur Abwehr der bösen Welt.

Alles über einen Leisten

Am Anfang des modernen Körperkults steht also zunächst einmal das Minderwertigkeitsempfinden, die Unsicherheit. Menschen müssen aus allen traditionellen Sicherheiten herausgefallen sein, damit sie als letzte Abwehrbastion bei ihrem Körper anlangen. Dies zeigen beispielsweise Forschungsergebnisse der Anthropologin Anne Becker. Becker wollte die Wirksamkeit von Filmen auf die Körpervorstellungen von Frauen untersuchen. Dazu wählte sie sich eine traditionale Kultur, in der noch Normen gelten, die nicht durch Marktimpulse gesetzt werden, sondern die eine Generation an die folgende weitergibt. In solchen Kulturen sind auch die Körpervorstellungen institutionalisiert. So herrscht dort eine weitgehende Sicherheit, wie man auszusehen hat. Becker wollte wissen, welche Auswirkungen zu erwarten sind, wenn durch die modernen Massenmedien plötzlich neue Impulse an eine solche Gesellschaft herangeführt werden, wenn die tradierten Normen durch von außen kommende Vorstellungen aufgebrochen werden.

Auf den Fidschi-Inseln fand Becker diese weitgehend zivilisationsferne Oase. Die Menschen waren zufrieden mit dem, was sie hatten, und auch zufrieden damit, wie sie aussahen.

Etwa 4/5 der Frauen auf den Fidschi-Inseln sind – gemessen an unseren Standards – übergewichtig. Sie sehen in etwa so aus, wie sie Paul Gauguin als Inbegriff der Weiblichkeit auf Tahiti malte. Verwunderlich ist das nicht, denn Frau-Sein wird in den nicht-industrialisierten Kulturen der Vergangenheit und Gegenwart mit dem Vorhandensein bestimmter Rundungen assoziiert, so auch auf den Fidschi-Inseln. Im Übrigen entspricht es innerhalb gewisser Grenzen unseren biologisch programmierten Erwartungen.

Aber selbst die Fidschi-Inseln sind nicht die Gefilde der Seligen. Auch dort kann es schon einmal vorkommen, dass eine Frau unzufrieden mit ihrem Körper ist: Dann – andere Länder, andere Vorstellungen! – meint sie in der Regel, sie sei zu dünn! Denn jede Normierung führt zur ungnädigen Beurteilung des Abweichenden. Bevor der industriell erzeugte Schlankheitskult die Gemüter verwirrte, galt ganz allgemein die Magerkeit als die größte Gefahr für die erotische Ausstrahlung der Frauen. Dünnen Mädchen wurde empfohlen, erst einmal tüchtig zu essen. Nur halbwegs füllig waren sie gut »unter die Haube« zu bringen.

Doch auf den Fidschi-Inseln kam es schließlich zu ernsteren Problemen. Auch ihre Kultur befindet sich im Umbruch. 1995 wurde dort das Satelliten-TV eingeführt. Von da an sahen viele Frauen amerikanische Soap-Operas. Da jedoch nicht alle einen Fernseher besaßen, verfügte Becker über zwei Gruppen, die sie vergleichen konnte: über Fidschi-Insulanerinnen, die den neuen Medieneinflüssen ausgesetzt waren, und solche, bei denen dies nicht der Fall war.

Bei den Frauen, die häufig amerikanische Serienfilme anschauten, hatte sich ein gravierender Wandel vollzogen: Sie empfanden sich (wie kaum anders zu erwarten) zunehmend als zu dick. Und zwar taten sie das etwa doppelt so häufig wie die Gruppe derjenigen, die noch nicht oder nur wenig fernsahen. Bei den Fernseherinnen fand die Wissenschaftlerin darüber hinaus eine um ein Drittel höhere Bereitschaft, sich einer Diät zu unterziehen. Bulimie und Ess-Störungen waren aufgetreten und sprunghaft angestiegen.

»Sie sehen im Fernsehen, dass sie viel massiger sind als diese schönen, erfolgreichen Amerikanerinnen. Gemischt mit den traditionellen Werten auf Fidschi führt dies zu einer Katastrophe«, so resümiert Becker in ihrer Studie. (71)

Die bekannte Londoner Psychotherapeutin und Spezialistin für Ess-Störungen Susie Orbach – sie behandelte die bulimische Lady Di – kommentiert diese Forschungsergebnisse folgendermaßen: »Für mich ist das Ausdruck eines Kulturimperialismus, der schlimmer ist als die Masern, die das britische Empire im 19. Jahrhundert verbreitete. Wir exportieren Körperhass, und der ist viel ansteckender, weil er die Selbsterfahrungen von Frauen untergräbt. Die Entwicklung auf den Fidschi-Inseln verdeutlicht, wie mächtig bewegte Bilder sind. So mächtig, dass sie eine Ästhetik aufbauen können, gegen die sich die Menschen nicht wehren können. Das Fernsehen und das sich ständig ändernde Image beraubt die Frauen ihrer eigenen Körper, weil ihnen gezeigt wird: Das ist der Idealkörper, in dem ihr euch sicher fühlen könnt. (...) Die Globalisierung hat die Sache noch schlimmer gemacht. Wo schafft Globalisierung eine multikulturelle Gesellschaft vielgestaltiger Körper? Wir haben eine globale Monokultur. Es gibt dünne Südostasiatinnen, dünne Chinesinnen, dünne Inderinnen – aber es gibt keine Vielfalt. Frauenkörper sind heute ein Markenartikel. (...) Das Merkmal der Verwestlichung ist es, eine Ess-Störung zu haben.« (72)

Natürlich geht es auch hier um die Verquickung von Schlankheit und Erfolg. Auch für Fidschi-Frauen ist die schlanke und gestylte Serienfilm-Darstellerin gleichzeitig ein Status-Signal. Wenn man so aussieht – »reich und schön« eben, wie eine der beliebten Serien heißt –, hat man es geschafft. Man schwelgt (aus der Fidschi-Sicht) in unvorstellbarem Luxus und hat nichts anderes zu tun, als sich bewundern zu lassen. Hier findet eine neue Prototypisierung statt, welche die überkommenen Schönheitsvorstellungen auslöscht und zudem eine weitere Palette impliziter Wertvorstellungen mitliefert.

Vielleicht lohnt es sich, die Rolle von Vorbildern genauer zu untersuchen, insbesondere diejenige der Models. Das soll auf den nächsten Seiten geschehen.

8.
Vorbilder ohne Maß

Pioniere im Niemandsland – Was Models anrichten

Reiche Pädophile wenden sich zur Befriedigung ihrer Bedürfnisse am besten an die großen Model-Vermittlungen. 1999 suspendierte die weltweit größte Model-Agentur *Elite* vorübergehend einige ihrer Manager, weil Unangenehmes zutage befördert worden war. Zwei Reporter des englischen Senders BBC hatten nach einjähriger Recherche mit versteckter Kamera die Gepflogenheiten des Modelgeschäfts aufgedeckt. Bei *Elite* – Linda Evangelista, Naomi Campbell und Cindy Crawford wurden durch diese Agentur berühmt – findet statt, was auch sonst in diesem Gewerbezweig üblich ist: Minderjährige, oft nicht älter als 14 Jahre, werden an zahlungsfähige Geschäftsleute vermittelt. Doch auch die männlichen Mitarbeiter der Agentur selbst bedienen sich in sexueller Hinsicht offenbar hemmungslos an den karrierewilligen Mädchen. Bei öffentlichen Model-Wettbewerben sind oft noch die Eltern dabei. Doch sobald diese von der Bildfläche verschwinden, finden sich die Mädchen in diversen Nachtclubs wieder. *Elite*-Mitbegründer Gerald Marie, Ex-Ehemann des Topmodels Linda Evangelista, bot einer als Mannequin-Anwärterin getarnten BBC-Journalistin 450 Euro für sexuelle Dienstleistungen an.

Auch Drogen spielen eine bedeutende Rolle. Offenbar ist es in Model-Kreisen nahezu selbstverständlich, Kokain einzunehmen. Durch die Agenturen wird es vermittelt. Kokain dämpft das Hungergefühl und gilt als eine »Leistungsdroge«. Eine Zeitlang fühlt man sich, als sei man der Größte. Minderwertigkeitsgefühle sind verschwunden, man platzt schier aus allen Nähten. (73)

Seltsamerweise ist es die Halbwelt des Model-Geschäfts, welche die Wunschträume heutiger Frauen maßgeblich beflügelt. Nicht bloß, dass unendlich viele Mädchen von einer Model-Karriere träumen. Was Models täglich auf den Laufstegen vorführen, was in Zeitschriften, in der Werbung ununterbrochen als Maßstab und Ziel präsentiert wird, scheint weitverbreitet als Vorbild zu wirken, aber auch Verwirrung und Unbehagen auszulösen.

Nach einer Umfrage von *Psychology Today* beklagen sich 43 Prozent der Frauen in den USA, dass sie durch die »sehr dünnen oder muskulösen Models« stark verunsichert würden. Und fast die Hälfte der Frauen (48 Prozent) glaubt, dass ihr Wunsch nach Schlankheit etwas mit den Bohnenstangen aus den Hochglanz-Magazinen zu tun hat. Die Frauen, die sich für etwas molliger halten, sind für derlei Verängstigungen natürlich noch anfälliger: 67 Prozent vermuten, dass es die ständige Präsentation der dünnen Mannequins sei, die ihr Selbstwertgefühl noch weiter absinken lasse.

Ähnlich das *Journal of Social and Clinical Research*: Nach einer dort veröffentlichten Untersuchung tragen amerikanische Frauen beim Betrachten von Supermodels innerhalb von drei Minuten eine Art Trauma davon. Sieben von zehn leiden danach am sogenannten Barbie-Syndrom – einer Mischung aus Niedergeschlagenheit, Stress, Schuld- und Schamgefühlen. (74)

Tatsächlich geht von Models, Mannequins und Schönheitsköniginnen eine enorme Massenwirkung aus. Das ist naheliegend, denn der Mensch ist ein geborener Nachahmer. An seinen Eltern hat er frühzeitig jenes Verhalten studiert, das ihm lebenstauglich und erfolgreich zu sein schien. Ihre relative Überlegenheit war ihm Grund genug, es nachzuahmen.

Models treten insofern in diese Elternposition, als dass sie durch ihren gesamten Zuschnitt ein einziges Symbol für den durchschlagenden Erfolg darstellen. Dementsprechend steht »Model« an der Spitze der Traumberufe von Mädchen. Zwar träumen noch nicht alle Jungen davon, einmal so attraktiv und makellos wie die »Chippendales« oder die »American Dream Men« zu werden (Show-Gruppen halbnackter Sexy-Boys), aber auch das starke Geschlecht äugt immer verunsicherter nach den Paradebeispielen angesagter Männlichkeit. Wie *muss* man denn nun aussehen, damit man nicht von der Konkurrenz überholt wird?

Klar ist, dass es dabei in erster Linie auf die Verpackung ankommt. Der *Tauschwert* aber bestimmt sich nach den Phantasien, welche die

Ware im Kopf des Konsumenten provoziert, und für diesen Zweck ist die gestylte Verpackung das A und O einer rationellen Marketing-Strategie.

Diese Kalkulation wird von den Models vorexerziert. Das Einmaleins der Selbstvermarktung kann an ihnen bis ins Detail studiert werden. Dabei haben Models jedoch eine besondere Funktion. Sie sorgen in spezieller Weise dafür, dass die Expansion der Schönheitsindustrie nicht zum Erliegen kommt. Denn sich selbst überlassen, sind alle Märkte irgendwann gesättigt. Unendliches Wachstum kann es immer nur dann geben, wenn – wie oben bereits ausgeführt – eine Art Bedürfniskonfusion eintritt. Der Konsument, der mit allen materiellen Gütern gesegnet und im Grunde schon überfüttert ist, muss dazu gebracht werden, die Beantwortung seiner dennoch vorhandenen Lebensfragen ebenfalls vom Markt zu erwarten. Dafür eignet sich der Schönheitsmarkt ganz besonders. Es ist bekannt, in welchem Ausmaß Ess-Gestörte ihre psychischen Probleme über die Zurichtung ihres Körpers zu lösen versuchen. Aber auch viele andere Menschen glauben fest daran, dass es ihnen dann endlich gut gehen wird, wenn sie schlank sind oder sich in einer anderen Weise den Schönheitsidealen angepasst haben. Der Schönheitsindustrie ist viel daran gelegen, diesen Irrtum aufrecht zu erhalten, aber auch dafür zu sorgen, dass sich niemand wirklich einmal wohl, also mit sich selbst in Übereinstimmung fühlt.

Models haben hier ihre Aufgabe: Sie sind gewissermaßen professionelle Unzufriedenheits-Erzeuger. Sie werden an der Schönheitsfront dort eingesetzt, wo Bedürfnisse künstlich stimuliert werden müssen. Künstliche Stimulation bedeutet zunächst einfach die versuchte Umlenkung vorhandener Lebensprobleme ins Nirwana einer Kaufaktivität. Eine teuer bezahlte Fettabsaugung beispielsweise könnte so an die Stelle der Auseinandersetzung mit der Sinnfrage treten. Gewiss eignen sich gerade die sogenannten »noogenen Neurosen« – Verzweiflungsformen der Sinnleere, die sich nach Viktor Frankl heutzutage häufen – bevorzugt, um von der Körperkult-Industrie ausgebeutet zu werden. Liegt bereits in der Methode die Garantie dafür, dass nichts dabei heraus kommt, so wird im Hinblick auf die Lösung des eigentlichen Problems noch weniger erreicht werden, wenn auf Ersatzbedürfnisse und Ersatzhandlungen umgelenkt wird, die als solche gänzlich irreal sind, weil sie viel zu hoch gehängte Ziele ansteuern.

Und wie könnte man Menschen besser auf imaginäre Zielsetzungen einschwören, als dass man ihnen Leute vor Augen führt, die es angeblich »geschafft« haben? Dabei arbeiten die Model-Agenturen mit einer Art Doppeltrick: In einem ersten Anlauf steuern sie die Meta-Motivationen auf den Holzweg der Konsumangebote. In einer zweiten Anstrengung muss die versprochene Befriedigung garantiert jenseits aller realen Möglichkeiten liegen, ohne dass der Konsument dies jedoch so richtig bemerkt. Nun verwandelt sich der Schönheitsbeflissene in einen Jagdhund, der mit heraushängender Zunge bei 40 Grad Hitze einer Fata Morgana hinterher hechelt. Die »leibhaftigen« Models vor Augen sieht es so aus, als sei das Ziel zum Greifen nahe. Schönsein wollen wird zur Sucht. Wie schon berichtet, wollen daher auch viele untergewichtige Frauen unentwegt weiter abnehmen. Hypermuskulöse Männer stylen sich mit Hilfe von Anabolika zu Monstern und finden sich noch immer zu schwächlich. In jeder Ausgabe einer »Frauenzeitschrift« wird eine neue Super-Diät vorgeschlagen, obgleich mindestens 90 Prozent aller Diäten scheitern und zum Dickerwerden führen. Die Jagd nach dem Unerreichbaren wird dennoch unbarmherzig angeheizt.

Wieder einmal spiegelt sich der ökonomische Vorgang also exakt in den Seelen der Betroffenen wider. Auch bei Magersucht, Bulimie und »Muskel-Dysmorphie« fehlt einfach das rechte Maß. Aber wirtschaftliches Wachstum ist nur dann verbürgt, wenn Steigerung ad infinitum gewährleistet ist, auch wenn es, wie so manche Ess-Störung, irgendwann zum Zusammenbruch führt. Allein die Kosmetikindustrie setzte in Deutschland 1997 16,4 Milliarden Mark um und dies bei jährlichen Wachstumsraten von 15 Prozent.

90-60-90 – Pathologie eines Ideals

1965 – etwa zur selben Zeit begann der verschärfte Schlankheitswahn – wurde man einer Frau habhaft, die den inzwischen angesagten Idealen entsprach. Sie nannte sich *Twiggy*, wog bei einer Körpergröße von 1,67 Metern einundvierzig Kilo und besaß auch nicht die Andeutung irgend eines weiblichen Attributs. Aber die Mode-Industrie riss sich um Twiggy, weil es den Frauen zunehmend erstrebenswert erschien, ebenso mager zu werden wie sie.

Twiggy blieb eine Ausnahme. Denn nur selten tauchten Gestalten auf, die von Natur aus solchen Anforderungen entsprachen. Meist mussten sie *hergestellt* werden.

»Glauben Sie vielleicht, dass ich morgens um sieben schon wie Claudia Schiffer aussehe?« – soll Claudia Schiffer einmal gesagt haben. Wie zufällig hingegossen und wie überzeugend ungekünstelt Models auch wirken mögen (mit »no-make-up«, natürlicher als Natur) – nichts dabei wurde der »Natur« überlassen.

Bleibt nur das Problem mit dem Gewicht. *Barbie* ist aus Plastik, Models sind immer noch (überwiegend) aus Fleisch und Blut. Doch die Messlatte für den Body wurde auch hier Stück für Stück höher gehängt. Nach einer amerikanischen Studie wogen US-Models Mitte der 70er Jahre acht Prozent weniger als die durchschnittliche Amerikanerin, Ende der 80er Jahre Jahre waren es bereits 23 Prozent weniger. Dies entspricht einem allgemeinen Trend zur weiblichen Magerkeit, der sich auch anderswo zeigt. Ausgedrückt in der Maßeinheit BMI (Gewicht in Kilogramm geteilt durch die Körpergröße in Metern zum Quadrat) haben sich auch amerikanische Schönheitsköniginnen seit 1920 bis knapp an die Grenze der Magersucht gehungert, für die ein Grenzwert von 17,5 gilt. Im Jahr 2000 wiesen Schönheitsköniginnen nicht selten einen BMI von weniger als 18 auf. 1920 war ein BMI von 20 bis 25 die Regel. Zwischen 1954 und 1978 waren die Siegerinnen der »Miss America«-Wahl um drei Zentimeter größer geworden und um fünf Pfund leichter. Sogenannte »Playmates« – ausklappbare Hochglanz-schönheiten aus dem Männermagazin »Playboy« – haben (so eine Studie der York-Universität in Ontario, Kanada) zwischen 1978 und 1998 so sehr abgenommen, dass 80 Prozent von ihnen inzwischen den Schwel-lenwert für Magersucht unterschritten haben. Ja selbst Schaufenster-puppen sollen heute zehn Zentimeter weniger Hüftumfang und fünf Zentimeter dünnere Oberschenkel aufweisen als in den 20er Jahren.

Fest steht jedenfalls: Als Model sollte man heute bei 1,80 Metern Körpergröße möglichst nicht mehr als 55 Kilo auf die Waage bringen. Andernfalls ist »abspecken« angesagt.

Und wie entspricht man diesen Idealen? Seit Jane Fonda – einst praktizierende Bulimikerin – mit *Aerobic* vormachte, wie man Magersucht mit sportlichen Exerzitien verbindet, ist das Grundrezept bekannt. Ein amerikanisches Model, das anonym bleiben wollte, äußerte sich über das probate Zusatzmittel: »Ich kokse, um dünn zu bleiben. Koks nimmt das Hungergefühl. Koks ist das heimliche Erfolgsrezept vieler Topmodels.« Dank solcher Exerzitien bringt Kate Moss bei einer Größe von 1,70 Metern lediglich 44 Kilo auf die Waage. Und wie ist es bei Trish Goff? Diese dürre Lolita ist bei gleichem Gewicht zehn Zentimeter größer. Und bei Stella Tennant, Jodie Kidd? Bei solchen Gespenstern ahnt man, welche Opfer sie im Kampf mit der Natur bringen, mit großer Wahrscheinlichkeit das Opfer ihrer Gesundheit.

Der Ernährungswissenschaftler Nicolai Worm gibt hierzu einen interessanten Bericht: »Ich bin mit einem australischen Model bekannt, lange Zeit eine vielbewunderte ›Schönheit‹, die exklusiv für eine weltbekannte Kosmetikfirma von allen Werbeflächen der Welt herunterlächelte. Eines Tages wollte die Schöne ihren ›Markt‹ in München testen und lebte während ein paar Wochen in meiner Wohnung. Wenn das Mädchen keinen Fotojob, kein Shooting hatte, stand sie schon von vornherein vor einem äußerst schwierigen Tag. Sie war dann in der Frühe schon nervös, unzufrieden, deprimiert, fahrig, was sich stündlich steigerte. Meine Vorschläge, sie solle doch München und seine vielen Sehenswürdigkeiten erkunden, etwas lesen, Deutsch lernen oder etwas Sport treiben, stießen auf wenig Interesse. Meist verschwand sie dann kommentarlos am späten Vormittag, um erst abends heimzukehren. In der Regel war das Model dann erschöpft und wollte außer ein paar Gläsern Wein nur ihre Ruhe. Sie wirkte dann auf mich seltsam abwesend, fast wie in Trance. Außerdem kränkelte sie ständig, und mir fiel auf, dass immer mehr von ihren langen, aber völlig glanzlosen schwarzbraunen Haaren in der Wohnung herumlagen.

Eines Tages kam sie wieder nach Hause, als es draußen schon dunkel war. Es schien ihr ziemlich dreckig zu gehen. Nachdem sie eine

Zeitlang ziellos durch die Wohnung getigert war, rückte sie nach längerem Herumgedrucke schließlich mit der Sprache heraus: ›Nicolai, kannst du mir etwas Geld leihen?‹ Ich war ganz erstaunt, hatte sie doch vor einer Woche schon einen ›kleinen‹ Job gehabt, der ihr mindestens drei Tausender eingebracht hatte. ›Klar leihe ich dir was, aber hast du denn dein Geld noch nicht von der Agentur abgeholt?‹ – ›Doch, aber... aber ich habe es doch alles schon ausgegeben!‹ schluchzte sie und ließ ihren Tränen freien Lauf. Offensichtlich war da etwas faul. Nach langem Zögern gestand sie mir schließlich, dass sie sich an jedem Tag der vergangenen Woche nach allen Regeln der Kunst durch die Stadt ›gefressen‹ hatte, vom späten Vormittag bis zum Abend, von einem Konditor zum nächsten, von einem Bratwurststand zum anderen, von MacDonald's zu Burger King und von Käfer zu Dallmayr (womit sie auch noch Geschmack bewies): Köstliches gibt es dort, in der Tat, aber nicht umsonst! An manchen Tagen hatte sie nach eigenen Angaben umgerechnet fünf- bis sechshundert Mark vorverdaut dem Münchner Abwassersystem anvertraut...«.

Eine Mitleid erregende Geschichte! Auch der Ernährungswissenschaftler kommt ohne einen Stoßseufzer nicht aus: »Ach, könnten doch alle Mädchen und Frauen einige der so beneideten ›Beauties‹, die von den Glanzcovers der Modemagazine retuschiert herunterstrahlen, einmal privat erleben: ungeschminkt, ungestylt, dürr, bleich, frustriert, essgestört, hungernd, erbrechend, elend, einsam...« (75)

Und wieder einmal wird klar, dass die Körper-Ideale der Zeit eigentlich zum Kranksein anleiten. Je kränker die Leute sind, desto besser für die Körperkult-Industrie. Models wie auch viele Tänzerinnen, Schauspielerinnen und Sportlerinnen sind heute im Durchschnitt magerer als 95 Prozent der weiblichen Bevölkerung. Gewichtsmäßig befinden sie sich eindeutig im ungesunden Bereich.

Ein Beispiel für diesen Trend ist Jodie Kidd (Spitzname: die Heuschrecke), die um 1999 bei einer Größe von 1,84 Meter ganze 49 Kilo wog und die Maße 86-63-73 hatte. Natürlich kann fast niemand mit solchen Schönheitserwartungen mithalten, jedenfalls nicht, ohne sich krank zu hungern. Geht man von den »Idealmaßen« 90-60-90 aus, so entsprechen diesen pathologischen Standards lediglich 0,1 Prozent der weiblichen Bevölkerung. Wenn Idole wie die Mitglieder der »Girlie«-Band *Spice Girls* gleich gruppenweise um die Wette hungern (die Ex-Spice Girls Geri Halliwell und Victoria Beckham bekamen denn auch die Magersucht), wird das Krankhafte zur Mode. Ähnlich bei den Mimen der »Kultserie« *Ally McBeal:* Die drei jungen Mädchen wollten herausfinden, welche von ihnen am magersten werden könne. Die Hauptdarstellerin Calista Flockhart brach schließlich ohnmächtig im Studio zusammen und wurde in eine Klinik eingewiesen, Portia Rossi wandelte sich vom kurvigen Beach-Girl zu einem Geripppe, das in KZ-Filmen Schrecken erregen könnte.

Was Jodie Kidd angeht, so hat sie sich 2001 vom Laufsteg verabschiedet. Sie behauptete, Mütter hätten sie auf offener Straße mit der Anklage konfrontiert, sie trage die Verantwortung für die Magersucht ihrer Töchter. Sie sei in sich gegangen und habe sich eines Besseren besonnen.

Der Mediziner Professor Herzog, der sich an der Universität Heidelberg an Forschungsprojekten zur Magersucht beteiligt: »Es ist inzwischen so, dass die Top-Models in einem ganz überwiegenden Prozentsatz auch wirklich Ess-Störungen haben, weil man eine solche Figur nur mit einer Ess-Störung haben kann.« (76)

Der Körperfettanteil der meisten Schauspielerinnen und Models liegt laut British Medical Association gegenwärtig bei weit unter der Hälfte des gesundheitlich Ratsamen, nämlich bei ca. zehn Prozent. Eine gesunde Frau sollte einen Körperfettanteil von etwa 25 Prozent aufweisen.

Britische Ernährungswissenschaftler zogen daraus Konsequenzen. Ess-Störungen greifen in England wie eine Epidemie um sich und haben inzwischen sieben Millionen Britinnen erfasst. In einem Report der *British Medical Association (BMA)* werden speziell Fernsehen, Werbung und Modezeitschriften dafür verantwortlich gemacht. Sie zeigten nur »abnorm dünne« Berühmtheiten. Zwar sei ein Zusammenhang der Massenerkrankung mit der Agitation der Medien schwer nachzuweisen, aber er habe dieselbe Plausibilität wie »der zwischen Rauchen und Lungenkrebs«.

Im Jahr 2000 kam es sogar zu einer Art Gipfeltreffen zwischen Modemachern, Chefredakteurinnen von Frauenzeitschriften und der britischen Erziehungs- und Frauenministerin Jowell, auf dem man nach Lösungen für diese Situation suchte.

Freilich hat sich seitdem in Großbritannien wenig geändert. Es ist auch kaum anzunehmen, dass sich die Körperkult-Industrie ihr blühendes Geschäft durch gesundheitspolitische Bedenken vermasseln lässt.

Und so hungern Models und Schönheitsidole beispielgebend weiter: »Ich hatte Angst, weibliche Rundungen zu bekommen«, so das spanische Supermodel Nieves Alvarez. »Deshalb aß ich höchstens einen Apfel oder einen Joghurt am Tag. Bald konnte ich überhaupt kein Essen mehr sehen. Es ekelte mich an. Ich pumpte mich nur noch mit Wasser voll. Je weniger ich aß, desto unförmiger fühlte ich mich. Aus dem Schlankheitswahn wurde eine Sucht. Ich habe mich fast zu Tode gehungert.« (77) Die meisten Aufträge bekam Nieves Alvarez ausgerechnet, als sie am dünnsten war. Knapp vor dem Exitus hatte sie das Ideal der Schönheitsindustrie erreicht.

Dass solche Ideale bereitwillig übernommen werden, zeigen die »Pro-Ana«- Gemeinschaften. In diesen Gruppen unterstützen sich Magersüchtige, noch dünner zu werden als Nievez Alvarez.

»Pro Ana« – Selbstzerstörung als Lifestyle

Models sind Ikonen der Marktgesellschaft. Sie vermitteln zentrale Wertsetzungen dieser Kultur, die sich in den Körpernormen ausdrükken. Insofern sind Models Repräsentanten des »offiziellen« Bildes, das diese Gesellschaft von sich selbst vermittelt.

Doch zugleich sind Models auch Brücken zu einer Art Schattenreich. Sie verbinden mit einem Kulturphänomen, das zur totalen Marktgesellschaft dazugehört wie die Nacht zum Tag: dem Markt als Gegenwelt. Dieser Markt befindet sich jenseits des offiziellen Bereichs der Geschäfte und des Austauschs, auch wenn er eng daran gebunden bleibt. Dieser »Schattenmarkt« bildet gewissermaßen das Unbewusste der offiziell heilen Welt des fröhlichen Wirtschaftens, Profitierens und Konsumierens. Der Markt als Gegenwelt treibt zur Zeit seltsame Blüten, wie

zum Beispiel innerhalb der »Pro Ana« – Gemeinschaften, die Magersucht als Lebensstil propagieren. Doch zunächst sollte in einem kurzen
Rückblick gezeigt werden, wie der Markt als Gegenwelt entstanden ist.

Ursprünglich war die Ausweitung des Marktes zum Prinzip einer
ganzen Wirtschaftsweise als Antriebsmoment für die allgemeine Wohlfahrt gedacht. Adam Smiths Grundimpuls war es, Elend und Hunger
endgültig zu überwinden, den »Wohlstand der Nationen«, wie er sein
volkwirtschaftliches Hauptwerk nannte, durch die Ausbreitung des
Reichtums zu befördern. Deshalb versuchte er die Funktionsbedingun-
gen des Kapitalismus bloßzulegen und als eine Art Maschine zu beschreiben, die bei guter Wartung in der Regel die materiellen Grundlagen für ein menschenwürdiges Zusammenleben ermöglicht. Der Professor für Moralphilosophie in Glasgow verfolgte ein durchaus »gemein-
nütziges« Anliegen. Mit seinen Erörterungen über die Arbeitsweise der
Märkte wollte er in ökonomischer Hinsicht zeigen, was die natürlichen
Bedingungen für ein gutes und befriedigendes Leben aller seien.

Unterdessen haben sich die Märkte jedoch weit über jene Gebiete
hinaus ausgedehnt, die für Adam Smith als Felder ihrer Betätigung
überhaupt denkbar gewesen wären. Dadurch kam es nicht nur zu einer
sachfremden Entgrenzung ihres Einflussbereichs, sondern zu einer par-
tiellen Umkehrung der ursprünglich intendierten Effekte. Immer noch
rechtfertigt sich allerdings die Marktwirtschaft aus ihren positiven Ergebnissen. Wie sonst könnte unserer Welt zu Wohlstand verholfen werden – so bedeutet sie uns – als eben durch funktionierende Märkte?
Und gewiss ist das auch der »rationale Kern« des klassischen Wirtschaftsliberalismus: Er zeigt uns eine »Technologie« der Gütererzeugung,
er beschreibt eine Organisationsform, die über Angebot und Nachfrage
die legitimen Bedürfnisse stillt, ohne deren Befriedigung der Mensch nun
einmal nicht zufrieden leben kann. Wirtschaftsliberalismus und insofern auch Neoliberalismus vermitteln also eine zunächst völlig unver-
dächtige Botschaft: Es gehe einzig um die Mehrung der Wohlfahrt, um
die effektive Erzeugung und Verteilung notwendiger Güter und Dienstleistungen, also um die Absättigung aller legitimen Bedürfnisse.

Doch hier ist innerhalb der real existierenden Märkte ein Wandel
eingetreten: unterdessen ist der Markt ebenso sehr der Erzeuger und

Vermittler der illegitimen Bedürfnisse. Der Neoliberalismus bezieht sich
mit Vorliebe auf lehrbuchmäßige Idealkonstruktionen. Vor den Eintrü-
bungen durch die Wirklichkeit schließt er auch hier die Augen. Denn
neben die Wohlfahrt der Nationen tritt der über den Markt vermittel-
te und ermöglichte Niedergang der Nationen. Ein gutes Studienobjekt
für eine Marktwirtschaft, wie sie nicht in den Lehrbüchern steht, wäre
etwa der neue russische Kapitalismus. Oder man könnte an den Waffen-
markt denken und hier zum Beispiel an den Handel mit Ausgangsmate-
rial für ABC-Waffen, um den Markt als den Vermittler der illegitimen Bedürfnisse zu erkennen. Ein weiteres Segment für die Vermittlung illegi-
timer Bedürfnisse ist zu einem Teil die Massenkommunikation.

Auch die Kommunikationsmärkte sind gegenwärtig gewissermaßen
zweigeteilt. Neben dem Nützlichen findet sich auch hier die Gegenwelt
des Problematischen und mit Sicherheit Schädlichen. Auch die Kommunikationsmärkte erzeugen das Illegitime, das Zerstörerische mindestens ebenso konsequent wie das Nützliche.

Im Bereich der Kommunikation ermöglicht der Markt als Gegenwelt zum Beispiel die Entstehung neuer destruktiver Gruppenideolo-
gien. »Pro Ana« oder »Pro Anorexia« ist ein solcher Kult. Es handelt
sich um Internet-Communitys, die insbesondere in den USA Hunderte Websites betreiben, auf denen Magersucht als Lifestyle propagiert
wird. Solche Chat-Rooms oder Foren nennen sich etwa »Dying to be
thin« oder »Born to be skinny«. Inhaltlich beschäftigen sich die Ge-
sprächsteilnehmer ausschließlich damit, magerer zu werden. Neben
dem Austausch von Essens- oder besser Hungerplänen geben sie sich
Ratschläge, wie man seinen BMI ausrechnet, den Körperfettanteil bestimmt, wie man sich in Kliniken verhält, um eine eventuelle Therapie zu unterlaufen, oder wie man sich zum Kotzen bringt. Auch Wett-
bewerbe im Hungern werden durchgeführt, selbst Hinweise zur Technik der Selbstverstümmelung (im Rahmen des sogenannten »Cuttings«
oder »Schnibbelns«) sind dort zu finden. Auf amerikanischen Seiten sind
auch die üblichen Werbebanner eingeblendet, denn an Süchtigen kann
bekanntlich besonders gut verdient werden. Unterdessen hat sich auch
die Porno-Industrie eingeklinkt, die ihre Angebote unter »Pro Anorexia«
über Internet an speziell Interessierte bringt.

Mitte 2001 wirkte die Vereinigung amerikanischer Anorexiekranker (ANAD) auf ein Verbot derartiger Hompages und Foren hin, stieß dabei aber auf den Widerstand des »Free Speach Movement«, das ein Verbot als verfassungswidrig ansieht.

Der Markt als Gegenwelt entsteht hier aus einer delikaten Verbindung von Motiven und Momenten, die ohne wirtschaftlich betriebene Medienvermittlung so nicht zueinander finden könnten. Da ist zunächst die Möglichkeit, sich durch Aufhebung der sozialen Isolation auf wirksame Weise der Krankheitseinsicht zu entziehen. Magersüchtige können generell nur schwer davon überzeugt werden, dass ihr Verhalten pathologisch ist. Durch die gegenseitige Bestätigung in einer Art Gemeinschaft, welche Magersucht als Lifestyle ansieht, wird jedoch gerade durch die Betonung, dass man anorektisch sei, eine wirksame Abwehr gegen therapeutische Maßnahmen etabliert. Kranksein wird als Sonderweg der Individualisierung gefeiert, zu dem es keine Alternative gibt.

Damit wird durch Gruppensuggestion eine weitere Eigenheit der Ess-Störung verstärkt: die Vorstellung, etwas ganz Besonderes zu sein, eine seltsame Form des Narzissmus, der sich an der Fähigkeit misst, seinen eigenen Körper zu kontrollieren. Die soziale Isolation, in der sich Magersüchtige häufig befinden oder in die sie sich selbst hinein begeben, wird durch die Internet-Community virtuell aufgehoben, gleichzeitig jedoch die Phantasie, einmalig und überlegen zu sein, zementiert.

Schließlich ist es möglich, sich über diese Art von Kommunikation mit den großen Vorbildern und Normgebern des eigenen Verhaltens zu »vernetzen«, womit die Selbstdestruktion Gewicht und Bedeutung erlangt. Hier spielen Models und andere Repräsentantinnen der Medienkultur eine besondere Rolle.

An sich schon wird alles, was über den technologisch gestützten Markt öffentlich wird, »bedeutender«, als es ohne diese Vermittlung sein würde. Der absolute Blödsinn von »Big-Brother«-Sendungen, das Gequatsche vieler Talk-Shows etc. erhält insbesondere dadurch »Gewicht«, dass es in ernsthaften ökonomischen Zusammenhängen auftaucht und man Millionen damit verdient. Die Pro-Ana-Gemeinschaften verschaffen sich dieses Gewicht durch die gemeinsame Verehrung von Schauspielerinnen, Sängerinnen und Models. Immer wieder zeigen sie sich Fotos ihrer ultradünnen Vorbilder: Audrey Hepburn, Kate Moss, Jodie Kidd. Hat es jemand geschafft, sich innerhalb kürzester Zeit von einer gesunden jungen Frau in ein Gerippe zu verwandeln, wie die Schauspielerin Geri Halliwell, so wird sie mit begeisterten Kommentaren versehen: »Ich bete sie an!«, »Sie ist mein Vorbild«.

Dass Anorexie und Bulimie als »Lifestyle« angesehen werden können, ist eine pikante Novität des Marktes als Gegenwelt. Das Wort »Lifestyle« (so wie ein immer größerer Anteil unseres Wortschatzes aus dem Sprachgebrauch der Werbung stammend) bedeutet, schwer fassbar, so etwas wie eine besondere Pose, die über längere Zeit konsequent durchgehalten wird. Lifestyle ist die Art und Weise, wie ich mich symbolisch präsentiere, meine generelle Attitüde. Es ist die Form meines Selbst-Marketing oder des Selbst-»Branding« (von engl. »brand« = Warenzeichen, Markenname). Ein Lifestyle wird etwa im gleichen Sinne erzeugt wie ein Markenimage. Die moderne »Ich-AG« ist zugleich eine »Marke«. Ich werde im Werbesinn zum »Individuum«, indem ich mir eine überschaubare Zahl von Oberflächendifferenzierungen zulege, die mich als ein besonderes »Etwas« erkennbar machen. An einer Reihe von Marktsignalen identifizierbar, bin ich wer. Verfüge ich über einen Lifestyle, so werde ich gewissermaßen mein eigenes Logo: Jeder sieht dann auf den ersten Blick, welche »Marke« er vor sich hat. Das ist der Grund, weshalb Äußerlichkeiten innerhalb des gelebten Lifestyles eine so bedeutende Rolle spielen.

»Ana« ist ein solcher Lifestyle. Die Motive und Ursachen für die »Ana«-Lebensweise liegen freilich tiefer. Vordergründig geht es um das Logo »Ana« und um die Präsentation einer Außenseite, die sich in einer besonderen Ästhetik darstellt. Jemand hat sie »Thinspiration« genannt. Thinspiration ist der ästhetische Genuss einer besonderen Magerkeitsschönheit. Was die Identität und den Selbstwert des Anorektikers befördert, die sichtbaren Ausprägungen seines Sieges über die Natur, wird als schön und nachahmenswert empfunden. Seine eigenen Fortschritte im Abmagern präsentiert man sich deshalb gegenseitig auf Fotos im Internet. »Sie ist phantastisch!«, kommentiert eine Pro-Ana-Teilnehmerin das Bild einer auf dem Bett liegenden hochgradig Magersüchtigen. »Sie ist so blass, so knochig, so wundervoll!« Angetan nur mit reizvollem Slip präsentiert sich ein anderes Mädchen bis auf die Knochen ausgehungert ihren Community-Freundinnen und wird von diesen begeistert gefeiert. »Helft mir, so zu werden wie sie!« fleht eine Teilnehmerin ihre Ana-Genossinnen an.

Doch seltsamer Weise wird diese Ästhetik und alles, was dahinter steckt, von den ganz offensichtlich intelligenten Mädchen und jungen Frauen nicht reflektiert. Dass sie echte Süchtige sind, zeigt sich spätestens dann, wenn man auf ihren Websites irgend etwas anderes sucht, als das eine und einzige Thema: mein Körper. Schwesterlich stehen sie sich bei: Wie schaffe ich es, mein Körperfett auf 10 Prozent zu bringen (25 Prozent sind nötig, um fruchtbar zu sein)? Wer hilft mir, den Körperfettanteil auszurechnen? Wie schaffe ich es, meine Bulimie vor den Eltern zu verstecken? Wie lange hält man durch, ohne zu essen? Kann man mit Watte überleben? Hilfe, ich habe ein halbes Kilo zugenommen! Wie bringt man sich zum Kotzen? Einfach den Finger reinstecken, oder was? »Ich brauche ganz dringend eure Hilfe: Ich muss ganz schnell mein Gewicht reduzieren und mir die ›Ana-Essform‹ aneignen.« Aber auch: Wie bekommt man »Muckis«? Denn im Sinne der Pro-Ana-Ästhetik verfügt der ausgemergelte Körper dennoch über Kraft.

Aufschlussreich auch die Slogans oder Sinnsprüche auf den Websites: »I don't care if it hurts/I want to have control/I want a perfect body/I want a perfect soul.« Oder auf einer deutschen Seite: »Lieber ein eckiges Etwas als ein rundes Nichts!«

In allen diesen Beiträgen spürt man die abgrundtiefe narzisstische Kränkung. Wenn Menschen durch die frühe Erfahrung der unbeantworteten Liebe hindurchgegangen sind, konnte sich keine Gewissheit herausbilden, selbst etwas wert zu sein. Die Sucht stammt aus diesem Hohlraum, der sich im Inneren anstelle einer halbwegs befriedigenden Identität geöffnet hat, und sie zielt auf das eine und einzige, das ein Mensch als Voraussetzung alles Weiteren benötigt: das einfache Vertrauen, dass mit ihm selbst und damit auch der Welt grundsätzlich alles in Ordnung ist. Nur so entsteht Glück. Nur von dieser Basis aus kann man agieren, auch sich abgrenzen, Widerstand leisten, nein sagen.

Auf der Suche nach einem Ersatzobjekt für die fehlende Identität taucht der Körper auf. Dass der Körper in diesem Ausmaß narzisstisch besetzt werden kann, muss allerdings von außen gestützt werden, damit es konsequent als »sinnvoll« erscheint. Diese Stütze kommt aus der Marktgesellschaft in ihrer offiziellen Form und als Gegenwelt. Von dort stammen die Normen und Rollenvorbilder zu diesem Verhalten. Aufgrund ihrer besonderen Sozialisation sind hier besonders Frauen gefährdet. Mit eiserner Disziplin (eines der Lieblingsworte der Pro-Ana-Foren) nehmen sie sich nun in die Zange. Hohlwangig, bleich, mit leerem Blick präsentieren sie ihren Körper als ein Ding, aus dem alles Natürliche gewaltsam ausgetrieben wurde. Das »Werk« ist ein Kunstgebilde und im technischen Sinne »perfekt«. »Triumph des Willens« kommentierte der bekannte Heidelberger Familientherapeut Helm Stierlin das Verhalten der Anorektiker. So lautete auch der Titel eines bekannten Films der Nazi-Propagandistin Leni Riefestahl. »Rechtwinklig an Leib und Seele« solle seine Jugend sein, meinte Hitler. Organische Formen sind jedoch stets in der einen oder anderen Weise gerundet, die »Willenlosigkeit« kommt im Reich des Lebendigen und Seelischen eher häufiger vor als der »Wille«. Es ist die Utopie des Kunstmenschen, die hier anklingt, das narzisstische Wunschbild des Homunculus und »Übermenschen«, der sich nur noch lieben kann, wenn er stark ist und sich restlos kontrolliert. Wo solche Utopie endet, zeigt sich bei den Magersüchtigen, die erst am Rand des Grabes »perfekt« sind.

9.
Der Zukunftskörper – Triumph und Endsieg

Homunkulus als konkrete Utopie

Der Mensch habe keine »Natur«, heißt es, die man als Maßstab für irgend etwas heran ziehen könnte. Gewiss kann man sich ewig darüber streiten, was denn das »Wesen« des Menschen ist. Es geht hier nicht darum, in irgendeiner Weise eine »essentialistische« Sicht zu vertreten. Es geht schlicht um Beobachtungen, was denn dem Menschen frommt. Offenbar tut es ihm nicht gut, wenn er allzu viel abnimmt. Es tut dem Menschen auch nicht gut, wenn er Kokain schnupft, um das Hungergefühl zu unterdrücken. Und es tut ihm nicht gut, wenn er glaubt, er müsse sich in erster Linie damit beschäftigen, wie er »fit« erscheinen und den Alterungsprozess aufhalten könne. Es sieht so aus, als werde dabei beharrlich von etwas abgesehen, das sich dann doch irgendwann durchsetzt. Und dieses Beharrliche ist die Natur.

Aber selbst, wenn es nicht gelingt, die »Natur« des Menschen, dessen unveränderliches *Wesen* zu greifen, ist es nicht dennoch interessant zu wissen, wovon man abhängig ist? Ist es nicht interessant zu wissen, *warum* man etwas tut? Es muss doch Gründe dafür geben, wenn man als Fidschi-Insulanerin vor der Einführung des Satellitenfernsehens mit seiner Figur zufrieden gewesen wäre, wenn man als Adlige im 18. Jahrhundert sich seiner üppigen Formen erfreut, in der Deutschen Demokratischen Republik keine Magersucht bekommen hätte und wenn man dagegen heutzutage in Köln, Los Angeles oder Paris wie eine Mumie auf Urlaub aussehen möchte? Was sind das für Einflussfaktoren, die Frauen in sehnige, braungebrannte Neutren verwandeln, und Männer in aufgeblähte Muskelmonster aus dem Gruselkabinett faschistischer Zuchtanstalten? Ob gewisse Körperzurichtungen und die damit verbundenen Einstellungen und Verhaltensweisen der »Natur« widersprechen, ist eine andere Frage. Sie scheint für die Kontrastierung des Themas

von Interesse, muss aber nicht notwendig mit dem Problem der Einflussfaktoren gekoppelt werden.

Was sind das also für Einflüsse, welche die Menschen in den modernen Körperkult treiben? In erster Linie haben wir bisher den Markt
als Agens dieser Wandlungen dingfest gemacht. Ohne den enormen
Druck der außer Rand und Band geratenen Märkte würde das kollektive Körperdrama nicht aufgeführt werden. Freilich ist der Markt als
Kulturfaktor nicht das einzige Agens dieses sozialen Wandels. Für eine
vollständige Analyse wäre unter anderem auch die Symbiose zu untersuchen, die der Markt mit der Technik eingegangen ist. Moderne
Märkte sind keine Wochenmärkte für Obst und Gemüse, sondern in
aller Regel technisch organisierte Veranstaltungen für ein Massenpu-
blikum. In die gegenwärtig herrschenden Körperbilder geht die uralte
Utopie technokratischer Heilsversprechungen ein, die marktgemäß
vermittelt wird. Was die Technik, speziell die Computertechnik in
Zukunft für uns leisten will, entspricht dem magischen Mythos von der
vollkommenen Kontrolle. Die modernen »Regenmacher« sagen uns
Perfektion und ewiges Leben voraus. »Alles wird gut« heißt dabei aber
soviel wie »alles wird berechenbar«, und es bleibt zutiefst zweifelhaft,
ob Berechenbarkeit etwas mit der Eudämonie des »guten Lebens« zu
tun hat, einer soliden Perspektive, die seit der Antike das Glück nicht
simpel mit einem Übermaß an Konsumgütern verwechselte. Irgendwie war es immer schon bekannt, was letztlich für den Menschen
heilsam ist. Zumindest war stets schon deutlich, was für den Menschen
überhaupt nicht passt. Die Markt- und Technikutopie der Gegenwart
überspringt dieses Wissen zugunsten einer im eigentlichen Sinne »virtuellen« Betrachtungsweise, die gänzlich jungfräulich eine schöne neue
Welt als abwaschbares Kunstgebilde aus der Taufe hebt. So scheint ein
reichlich verflachter Hedonismus das Lebenspanorama des zukünfti-
gen Homunkulus zu ebnen, etwa indem man sich mit Hilfe von Lifestyle-Drogen ein wenig »Happiness« oder »Wellness« verschafft oder
zum Beispiel durch Gehirnmanipulation einen Dauerorgasmus von
sagen wir einer Dreiviertelstunde Länge (was immerhin eine Perspektive wäre).

Lassen wir noch einmal die Körper sprechen. Was ist ihre Botschaft? Zunächst, dass es nichts Entsetzlicheres gibt als die Hinfällig-keit des Fleisches. Das Fleisch ist der eigentliche Schrecken des Körper-kults. Irgendwie kommt einem *diese* Botschaft gar nicht modern vor. Immer schon war es die Hoffnung der Menschen, aus den Niederun-gen des Fleisches aussteigen zu können, möglichst, ohne dabei sterben zu müssen. Heute geht es um die Haltbarmachung des Fleisches, die Ersetzung des Fleischlichen oder die Neukonstruktion eines unfleisch-lichen Wesens, das nur noch aus »Information« besteht, – eine Neuauf-lage puritanischer »Abtötungs«-Versuche oder diverser religiöser und intellektueller Anstrengungen der »Vergeistigung«. Sofern sich aber das Fleisch trotzdem immer wieder zurückmeldet, und sei es auch nur durch dieses dumme Reißen im großen Zeh, (das die kommende Gicht andeutet), scheint hier jede Anstrengung vergeblich. Es führt zu nichts, die Natur aushebeln zu wollen, die uns in den Rahmen der Zeitlichkeit gespannt hat. Kein Merkmal definiert das Menschsein so ausdrücklich wie seine Zeitlichkeit, die Tatsache, dass es immer und unvermeidbar zeitlich abläuft und definitiv einmal endet. Diesen Grundtatbestand möchte der Körperkult beseitigen.

Mit der Zeitlichkeit verbunden sind ein Reihe weiterer Unumgäng-lichkeiten, die dem Körperkult ebenfalls unheimlich sind: das Leiden an der Ungesichertheit des Lebens, das unterdessen nicht nur in den altbekannten, sondern noch viel dringlicher in überraschend neuen Formen daher kommt. Jede neue Sicherheit, so scheint es ja, verwan-delt sich über kurz oder lang in eine neue Unsicherheit und jede Vor-richtung, durch die nun aber wirklich die finale Spaß-Gesellschaft eta-bliert werden soll, entpuppt sich zugleich als ein unerwartetes Gefah-renmoment. Das Risiko des Lebens bleibt bestehen, wie man sich auch dreht und wendet, und jedes Risiko deutet genau wie in alten Zeiten stets auf einen einzigen Punkt: den Schlussstrich, den die Zeit unter alles zieht. Die Totentänze, die das finstere Mittelalter so minutiös ausgestal-tete, sahen diese Angelegenheit schon richtig.

So müsste der Körperkult alles beseitigen, was an die Zeitlichkeit erinnert. Sich aus der Zeit heraus zu phantasieren, ist natürlich seit jeher ein beliebtes Spiel mit unterschiedlichsten Spielregeln. Aufblähungen aller Größenordnungen stehen hier an erster Stelle. Als Spiel in der so genannten Realität gehören Mitspieler und Komparsen dazu, damit die Show vorübergehend glaubhaft wirkt. Im Lebensstil von Diktatoren können dieserart Aufblähungen exemplarisch beobachtet werden. Ob sich da einer goldene Badewannen anfertigen lässt, während sein Volk hungert, wie weiland der Diktator von Uganda, Idi Amin, oder ob man sich als Gott verehren lässt, was zu den Allerweltsrezepten dieser Art »Zeitlosigkeit« gehört, – immer geht es um eines: Ich bin unverwundbar! An mir prallt alles ab!

Allerdings stellt sich dieser Sicht noch ein weiteres Problem in die Quere. Der »Weg alles Fleisches«, seine Befristetheit, ist die eine Sache, die andere, dass der Mensch in zwei Grundvarianten auftritt: als Mann und als Frau. Auch diesen Tatbestand mag der Körperkult nicht so recht leiden.

Bloß keine Schwachheiten

Wie sollte es auch anders sein, wo es nach Auffassung des modernen Körperkults allenfalls ein einziges Geschlecht gibt, das akzeptabel ist, nämlich das männliche. Weibliches jedenfalls sieht man nicht gerne. Die Psychologin Lotte Rose hat die Verhaltensstruktur junger Kunstturnerinnen untersucht. »Schlankheit allein reicht noch nicht aus, den eigenen Körper positiv besetzen zu können«, stellt sie fest. »Die Abwehr der Turnerin richtet sich nicht nur gegen den beleibten Körper, sondern gleichzeitig gegen den ›schlabberigen‹, ›weichen‹ und ›schlaffen‹. Der dünne Frauenkörper ohne eine straffe Muskulatur mit Orangenhaut an den Oberschenkeln ruft Abscheu hervor, auch wenn er dem ästhetischen Ideal der Schlankheit zunächst genügt. Es ist die mangelnde Festigkeit des Körpers, die massive Bedrohungsängste auslöst: der weiche Körper als Sinnbild der Verletzlichkeit, Schwäche und Machtlosigkeit. (...) Es ist stattdessen der athletische Körper, der die ersehnte Sicherheit gewährt. Seine Muskeln legen sich wie ein Panzer um den Körper, seine Grenzen sind stark und gefestigt, schützen ihn gegen Angriffe.« (78)

Zugleich sind solche Körper von gummiartiger Beweglichkeit. Jedenfalls ist das ihre Pose. Die auf »Lean Production« eingestellten »Ich-AGs« versuchen sich unter ständig wechselnden Marktbedingungen zu behaupten. Flexible und dennoch harte, biegsame und dennoch straffe, anpassungsbereite und dennoch starke Körper sind heute gefragt. Sie haben sich bis aufs Notwendigste »verschlankt« und sind dadurch – so zumindest die Botschaft der Pose – jederzeit einsatzfähig.

Aber wie macht man das als *Frau*? Der weibliche Körper ist biologisch auf Empfängnis und Gebären ausgerichtet. Es war der Sündenfall des Patriarchats, ihn darauf zu reduzieren. Der Sündenfall der Gegenwart liegt im Gegenteil: nun haben dieserart Naturvorgänge offenbar keinen Platz mehr. Schwangerschaft und Geburt sind unter heutigen Vorzeichen fast schon eine Zumutung.

Wieder passen Einstellung und Erwartung der Einzelnen und die Anforderungen der Marktgesellschaft wie Hand und Handschuh ineinander. Dass Frauen in die Arbeitswelt so schwer zu integrieren sind, liegt ja nicht an irgendwelchen Unfähigkeiten, sondern daran, dass sie schwanger werden und Kinder haben. Frauen *rechnen* sich deshalb nicht und zeigen sich als unflexibel. Die Vorurteile der Männer tun ein Übriges, aber grundsätzlich demonstriert dieser Punkt besonders augenfällig, wie es der gegenwärtige Kapitalismus mit der biologischen Reproduktion hält, die an entscheidender Stelle nun einmal von den Frauen erbracht wird: Gebären und Kindererziehung sind objektive Schwachpunkte des Systems. Wer dafür zuständig ist, gerät in Gefahr, an dessen Rand gedrückt zu werden. Das gilt auch für Männer, die sich in der Erziehung engagieren. Die Unzahl der alleinerziehenden Sozialhilfeempfängerinnen spricht hier ebenfalls Bände.

Alles zusammengenommen sind Schwangerschaft und Geburt heute keine empfehlenswerten Ereignisse, und allmählich kommt diese Botschaft auch an. Eine Gesellschaft, die dem Wirtschaftswachstum zuliebe überall von ihren Reserven lebt, tut es auch hier: Nicht nur die fossilen Brennstoffe gehen zur Neige auch die Menschen. Wenn Reproduktion mit Schwäche assoziiert wird, Mütterlichkeit, Erziehung und Pflege den weniger Erfolgreichen zugeschoben werden, sollte man sich über den Geburtenrückgang nicht wundern. Aber vielleicht ist all dies in den

Industrieländern auch einfach die Konsequenz der Tatsache, dass die »New Economy« keine Menschen mehr benötigt oder allenfalls einige wenige hyperflexible.

Sogenannte »Frauenzeitschriften« zeigen deutlich, welche Anthropologie zu diesem Phänomen passt. Hier wird die moderne, aktive Frau vorgeführt. Besonders deutlich demonstrieren dies Blätter, die sich an die jüngeren Jahrgänge wenden. Eine Analyse dreier Ausgaben von *Shape* zeigt ein seltsames Menschenbild.

Früher sah man Frauen und Mädchen häufiger in entspannter Haltung. Dagegen war es den Männern vorbehalten, ständig gehetzt zu wirken. Das hat sich geändert. Die Mädchen in derartigen Blättern sind pausenlos in Bewegung. Sie rennen, springen, teils verbissen, teils locker lächelnd, sie hängen an Recks, strecken sich auf Heimtrainern, gewichten Hanteln, vollführen Kopfstand, Handstand, die Haare fliegen, keine Sekunde in Ruhe, immer auf dem Sprung, als gehe es ums Leben.

Tatsächlich hat ihr »Workout«, wie es neudeutsch heißt, etwas Aggressives: Alles ist auf »Power« abgestellt. Selbst durch Yoga soll »Power« vermittelt werden, »Power für den ganzen Tag«. Dabei sind die Knabengestalten – »Wildkatzen« nennt sie »Shape« (»Kung Fu mischt mit«) – im Ernstfall kaum ihrer männlichen Muskel-Konkurrenz gewachsen. Trotzdem ballen sie die Fäuste (»Powergirls in Action«), setzen zum Sprung auf den Gegner an (»Coole Draufgängerinnen«), suchen »Konfrontation in Augenhöhe« und behalten den »Angreifer im Visier«. Natürlich tragen sie die einschlägigen Klamotten dazu: den knielangen Rock von Schumacher mit Preisangabe, ansonsten Hosen.

Hosen sind adäquate Kleidungsstücke in einer Welt, wie sie junge Frauen erwartet! Im Reifrock oder der bauschigen Krinoline der Urgroßmütter kann man sie sich nicht mehr vorstellen. Denn die »New Economy« (in einem weiteren Sinn) lässt auch ihnen keinen Schonraum. Da heißt es siegen oder untergehen und sich den wechselnden Marktforderungen anpassen. Was heute gilt, kann morgen schon »out« sein. Und die Konkurrenz ist global. Immer in Bewegung sein, »geschmeidig, stark, beweglich«, fordert die Anleitung. »Bitte sehr: Hier ist das Workout dazu«. In Zusammenarbeit mit KELLOG's heißt es: »Auf die Plätze, fertig: durchstarten! Der Tag hält jede Menge Überraschun-

gen bereit.« Dazu empfiehlt die Werbegemeinschaft: die drei Zentral-
tugenden des neuen Turbokapitalismus: »1. Flexibilität, 2. Power, 3.
Stehvermögen«.

Der New Yorker Soziologe Richard Sennett zeigt in seinem Buch
»Der flexible Mensch«, wie die Individuen in der globalisierten Wirtschaft zu einem Leben ständiger Umbrüche unter einem rücksichtslosen Anpassungsdiktat gezwungen sind. Identität und Charakter können
sich nicht mehr entwickeln. Die Verwertungsnotwendigkeiten des
Kapitals ändern sich so schnell, dass der Einzelne auf Kontinuität verzichten muss. Sein Leben ist voller Unsicherheiten und wechselnder
Perspektiven. Als flexibler Selbstunternehmer, Selbstvermarkter und
Selbstausbeuter im lockeren Verbund mit vernetzten Konzernstruktu-
ren muss er auf einen sicheren Arbeitsplatz verzichten, ebenso auf
familiäre Bindungen, Freundschaften, den dauerhaften Wohnsitz. Und
natürlich auf jede Form der Sinnperspektive. Es gehört schon eine
Menge Stehvermögen dazu, unter solchen Bedingungen seine »Power«
zu behalten. Von den Ausfällen in der sinnlosen Gesellschaft ist im
Werbe-Theater der Medien jedoch kaum die Rede: Verzweiflung,
Sucht, Suizid. Das sind keine Themen, mit denen man Kasse machen
kann. Es sei denn sie betreffen einen Prominenten. Dort werden sie als
persönliches Versagen vorgestellt. (79)

Weiblichkeit? Nein, danke!

Die Abwehr der Schwäche als eines angeblich negativen Aspekts des
Weiblichen, verdrängt jedoch zugleich das Positive. Was aber ist posi-
tiv am Weiblichen? Diese Frage, nicht bloß rhetorisch gestellt, ver-
langt heute einiges Nachdenken. Hier ist etwas verloren gegangen. Im
Hinblick auf das Körperliche ist es zunächst das *Runde.* Noch weiß die
Sprache, dass »Rundes« nicht schlecht zu sein braucht. »Eine runde
Sache« macht »rundum zufrieden«. Und man muss nicht Henry Moo-
re heißen, um das Runde mit dem Weiblichen zu identifizieren. Viele
Plastiken dieses Bildhauers zeigen, dass auch »abstrakt« rund und

weiblich dasselbe ist. Frauen, »naturbelassen«, verfügen häufiger über Rundungen. Runde Leibesfülle bei Männern verleiht diesen etwas Feminines. Eine eckig gebaute Frau wirkt unweiblich.

Sollte dies Zufall sein? In der Seele der Männer jedenfalls scheint es eine Art Echo zu geben, das auf das Runde antwortet. Die Rede ist von jener schwer zu fassenden Männer-Sehnsucht, sich in eine runde Geborgenheit hinabsinken zu lassen, die am (oder im?) weiblichen Körper Erfüllung verspricht. Nicht nur die »Eroberung« gehört zur männlichen Sexualität, auch die Rückkehr in eine Zeit, als der Kreis um Mutter und Kind noch geschlossen war. Man hört, der Islam verspreche den »Gotteskriegern« ein Jenseits mit 72 Jungfrauen. Von diesen werden sie zum Ausgleich für ihre maskuline Zerstörungswut nach ihrem Tode umsorgt. Kann man sich diese Jungfrauen eigentlich anders vorstellen als körperlich und ihrem Wesen nach »rund«?

Vielleicht existiert eine Art »platonische Idee« der Rundheit. Dann aber wäre das Runde nicht eigentlich ein weibliches, sondern ein androgynes Ideal. Wo Männliches und Weibliches verschmelzen, da ist alles rund.

Tatsächlich wird ja in Platons »Gastmahl« der Mythos von der Ursprünglichen Rundheit des Menschengeschlechts erzählt. Anfangs waren die Menschen Kugeln, die sich rollend fortbewegten. Unglücklicherweise benahmen sie sich unverschämt gegenüber den Göttern und wurden von diesen zur Strafe in der Mitte durchgeschnitten. Seitdem sucht jede Hälfte nach ihrem Pendant. Männer und Frauen verlieben sich ineinander, weil sie nur zusammen die »Rundheit« finden. (Übrigens lässt Platon auch den Schwulen und Lesben ihr Recht, denn ursprünglich gab es *zwei* Kugeltypen der Ganzheit: heterosexuelle und homosexuelle.)

Das androgyne Ganzheitssymbol ist in allen Kulturen verbreitet, am bekanntesten wohl als Tai-Chi-Zeichen (Yin und Yang). Im 19. Jahrhundert verfasste der Physiker und Philosoph Gustav Theodor Fechner (1801-1887) eine köstliche halbironische Schrift über die »Vergleichende Anatomie der Engel«. Natürlich war er der Auffassung, die Körper von Engeln sähen aus wie Kugeln. Etwas anderes kommt auch überhaupt nicht in Frage, wenn man ein wenig von Mythologie versteht.

(80) Obgleich das perfekt Runde (die Kugelgestalt) also eher ein androgynes Symbol ist, stehen die Frauen (wo es sie noch gibt) dieser Ganzheit ein wenig näher als die Männer.

Max Frisch thematisiert dies in seinem Roman »Homo Faber«. Im Mittelpunkt steht der Ingenieur Walter Faber, der als »Macher« rein »linear« und »additiv« denkt. Er kann das Leben als Zeitlichkeit und »Gestalt« nicht sehen. Er hat kein Verhältnis zur Zeit, kein Verhältnis zum Tod und daher auch nicht zum Leben. Er bekommt dies von Hanna vorgeworfen, einer Frau, die in Faber genau jene Eigenschaften ablehnt, die in der Gegenwartskultur als besonders tauglich angesehen werden.

Die »additive« Sicht zeigt sich heute besonders in den Debatten um die Gentechnologie. Pläne, das Leben um Jahrhunderte fortzuschreiben oder in Zukunft »perfekte« Menschen herzustellen, sind Ausdruck solcher linearen »Additionen«, in denen scheinbar gleichartige Versatzstücke aufeinander geschichtet werden, – eine Vorstellung, die dem Phänomen »Leben« nicht gerecht werden kann, das keine gleichartigen Zeitabschnitte kennt.

Besser wird die »Gestalt« des Lebendigen durch das uralte Symbol des *Uroboros* ausgedrückt, einer Schlange, die sich in den eigenen Schwanz beißt: »Mein Anfang ist mein Ende.« Die Kreisförmigkeit des Geschehens zwischen Geburt und Tod, die Rückbindung an das Elementare, verweist wieder auf das Runde als Analogie einer existentiellen Wirklichkeit. Dabei sind »Schwäche«, Unvollkommenheit und Leiden unverzichtbare Teile dieses Ganzen, deren Abwehr und Verdrängung zu einer Art Selbstverstümmelung führt. Verstümmelt wird die Grunderfahrung des Lebens, dass »eins zum anderen gehört«, die Dinge alles in allem richtig und damit »rund« sind.

Einheitskörper, Einheitsmensch

Merkwürdig ist die Tatsache, dass die Ablehnung des weiblichen Körpers und die Verwandlung der Frau in eine muskelbewehrte

Draufgängerin heute als Ergebnis der Emanzipation angesehen werden. Eher das Gegenteil ist richtig. Das Patriarchat hat – so scheint es
– auf der ganzen Linie gesiegt. Die von Männern vorgelebte Abwehr
weiblicher »Schwäche« ist unterdessen auch von den Frauen übernommen worden. Dabei wird deutlich, dass die Ablehnung und Ächtung
des Weiblichen, die in den traditionalen Kulturen, wie etwa auch in
Teilen des gegenwärtigen Islam, so ins Auge springt, in der »post-indu-
striellen« Gesellschaft keineswegs überwunden ist, sondern gewissermaßen unsichtbar wird. Sie ist passgenau in die Strukturbedingungen
der Marktgesellschaft und einer neoliberal ideologisierten Globalisierung eingelagert. Ohne eine modernisierte Form von »Männlichkeit«
kommt man einfach nicht mehr durch. Das Weibliche wird zum Dys-
funktionalen und Abnormen.

»Die veränderte Frauenrolle« – schreibt Lotte Rose in ihrer Analyse der Körpereinstellung von jungen Kunstturnerinnen –, »der Zugang
zu ehemaligen Männlichkeits-Reservaten, eröffnet die zuvor verweigerte Teilnahme an der gesellschaftlichen Macht – doch nur unter der
Bedingung, dass sich die Frau den männlichen ›Spielregeln‹ unter-
wirft.« (81)

Zweifellos ist diese auch den Frauen abverlangte Anpassung an
Bedingungen, die bestenfalls für Männer gemacht sind, auch irgendwo
ein Erfolg. Obgleich es dabei eher um den ungestörten Ablauf der
Marktgesellschaft und weniger um die freie Entfaltung des Menschlichen geht, handelt es sich im Vergleich zu den älteren Formen patriar-
chaler Ausbeutung um einen Fortschritt. Frauen sind nicht mehr blo-
ße *Sachen*, Sexual-Objekte, Arbeitstiere, Gebärmaschinen. War ihr
Körper vor Jahrhunderten eine Art Sacheigentum des Mannes, das
gelegentlich weniger wert war als das Vieh im Stall, so gibt es die di-
rekte männliche Herrschaft über den weiblichen Körper heute fast nur
noch in den Unterschichten. Waren früher die Frauen das kränkeln-
de, schlecht ernährte, schwächliche Geschlecht, dessen Lebenserwartung weit unter derjenigen der Männer lag, so hat sich dies heute der
Tendenz nach umgekehrt. Das ewige »Weh und Ach« der Frauen, von
dem noch Goethe sprach, ist einer modernen Robustheit gewichen.
Zwar suchen Frauen häufiger den Arzt auf als Männer, aber sie leben

länger und sind im Durchschnitt physisch und psychisch gesünder. Die »Janusköpfigkeit der Moderne«, die bei aller Gefährdung auch Chancen eröffnet, die vor wenigen Jahrzehnten noch undenkbar waren, wird auch hierin deutlich.

Dennoch kann von einer Befreiung des weiblichen Körpers ebenso wenig gesprochen werden wie von der des männlichen. Der Mann ist immer noch das disziplinierte Arbeitstier, wie es im »Prozess der Zivilisation« (Elias) während der letzten dreihundert Jahre heraus gezüchtet wurde. In dieser Hinsicht haben Frauen heute gleichgezogen. (82)

»Wir arbeiten mindestens so hart wie die Männer,« so die bekannte Londoner Psychoanalytikerin und Expertin für Ess-Störungen Susie Orbach in einem Interview. »Deshalb ist es uns eigentlich nicht möglich, Kinder zu haben.« Frauen müssen sich heute den männlichen Strukturen anpassen und – so Orbach – ebenso wie Männer »ihre Bedürfnisse verneinen und außergewöhnlich belastbar sein. Ein perfektes Wesen, auch äußerlich.« (83)

Tatsächlich ist die Elternschaft das eigentliche »Handicap« der modernen Frau. Sie passt weder als biologisches Ereignis noch als soziale Rolle in die heutige Zeit. Bei Männern war sie stets Nebensache, Frauen geraten unter den Druck, hier gleichzuziehen. Elternschaft als Rolle und *Haltung* hat etwas mit Pflege zu tun. Pflege ist im Unterschied zur wirtschaftlichen Produktion und Ausbeutung der Versuch, den Gegenstand der Zuwendung aufgrund seiner eigenen Entfaltungsgesetzlichkeit gedeihen und wachsen zu lassen. Selten sind die Ergebnisse der Pflege mess- und zählbar. Pflege ist eine Investition auf Vertrauen. Sie enthält ein Stück Selbstlosigkeit, lebt jedenfalls von der *Hoffnung*, sie möge anschlagen. Zur Pflege gehört auch das geduldige Warten.

Deshalb sind Pflegeberufe, aber auch die Leistungen der Pädagogen im Gegensatz zu allen Tätigkeiten, die sich in irgendeiner Form des technologischen und finanziellen Outputs niederschlagen, in der Regel weniger angesehen und schlechter bezahlt.

Die eher »passiven« Tugenden einer pflegerischen Haltung fügen sich wenig ins moderne Leistungskonzept. Seit diesem auch die Frau unterworfen ist, kann sie ihre vom Körper programmierten »Irritationen«

nicht mehr akzeptieren. Menstruation, Schwangerschaft, Gebären und schließlich die Menopause, das sind Brüche und Einbrüche, die heute einfach nicht mehr passen. Sollte die Pflege der Kinder nicht von der Technologie übernommen werden können (was in hohem Maße ja bereits der Fall ist), wird Weiblichkeit als Eigenschaft und Kompetenz endgültig zum Defizitären, mit dem sich keiner mehr befassen will.

Natürlich gerät dabei auch die Partnerschaft oder die Familie unter den Hammer. Männer haben sich noch nie besonders um die Gefühlsbelange des Familienlebens gekümmert. Dazu hatten sie weder Zeit noch die nötige Fähigkeit zur Selbstwahrnehmung. Wenn Frauen nun im Sinne der Männer mit den Männern gleichziehen, kann dies für die Familie nichts Gutes bedeuten.

Gleichheit in diesem Sinne bedeutet – wie der Soziologe Ulrich Beck richtig erkennt – unter heutigen Bedingungen die Single-Gesellschaft. »Die Grundfigur der *durchgesetzten* Moderne ist – bis ganz zu Ende gedacht – der oder die *Alleinstehende*. In den Erfordernissen des Arbeitsmarktes wird von den Erfordernissen der Familie, Ehe, Elternschaft, Partnerschaft usw. abgesehen. Wer in diesem Sinne die Mobilität am Arbeitsmarkt ohne Rücksicht auf private Belange einklagt, betreibt – gerade als Apostel des Marktes – die Auflösung der Familie.« (84)

Hinzu kommt, dass die Bewährung der Frauen am Arbeitsmarkt nur dem Prinzip nach eine emanzipatorische Chance ist. Häufiger ist sie ein *Zwang*! Die »Globalisierung« wird die strukturelle Arbeitslosigkeit noch weiter verschärfen und die Arbeitseinkommen herunterfahren. Eingebaut ist die Tendenz, die materiellen Ergebnisse des technologischen Fortschritts in wenigen Händen zu monopolisieren. Um dem in Grenzen entgegenzuwirken und zum Beispiel auch einen Teil der Frauen am Arbeitsprozess zu beteiligen, werden die Industriestaaten voraussichtlich zum amerikanischen Modell greifen: zur drastischen Absenkung der Arbeitseinkommen. So sind in den Mittelschichten der USA heute meist *zwei* Verdiener nötig, um den Lebensstandard zu erhalten, der vorher durch einen erarbeitet wurde. Frauen bleibt also gar nichts anderes übrig, als sich in diesem Sinne zu »emanzipieren«. Sie *müssen* arbeiten. Der Kapitalismus sorgt dafür, dass sie den Männern gleich werden.

So ist die vielbeschworene »Vermännlichung« der Gegenwart also keine perspektivische Täuschung des männlichen Blicks. Man könnte vielleicht darüber hinwegsehen, dass Männer zunehmend »richtige« Frauen vermissen. Vielleicht ist es ein Männerproblem, dass Männer gerne attraktive und das heißt weibliche Frauen hätten. Sexuelle Attraktivität deckt sich eben nicht mit den Idealen kommerziell propagierter »Schönheit«. Für manchen Mann ist es enttäuschend, dass das Mädchen, das er einmal begehrte, sich gewissermaßen vor seinen Augen in nichts auflöst. Entweder es beginnt mit Fitness-Training oder verfällt dem Diätwahn.

Wie auch immer: Ehepartner mittleren Alters, beide kurzhaarig grauköpfig, drahtig-jugendlich in ihren Jeans, gleichen sich oft wie ein Ei dem anderen. Dabei verliert ein Mann – wie die Attraktivitätsforschung zeigt – mit dem Älterwerden in der Regel weniger an Sexappeal als die Frau. Herbe Züge bei knorriger Körperbeschaffenheit können maskulin machen, aber selten weiblich. Gehen das Verschwinden der Leidenschaft, der durch die Sexualforschung nachgewiesene Rückgang sexueller Aktivität, die verbreitete sexuelle Langeweile auch bei jungen Leuten auf diese Tendenz zur Herausbildung eines »dritten Geschlechts« zurück: eines androgynen Einheitsmenschen?

Die »androgyne Revolution«, die Angleichung von Mann und Frau, kann – so die Publizistin Elisabeth Badinter in ihrem Buch über die Vereinheitlichung der Geschlechter – als »kulturelle Mutation« gesehen werden, die weit über das Sexuelle hinaus geht. (85) Mutationen sind in ihrer Auswirkung in der Regel negativ. Eine vorübergehend gelungene Anpassung kann sich langfristig als ein Irrweg herausstellen. Die Defizite des Mannes sind hinlänglich bekannt. Gleicht sich die Frau in diesem Sinne dem Mann an, so müsste sie eigentlich auch die männlichen Schwächen übernehmen. Nach einer amerikanischen Studie sind das in erster Linie die folgenden Defizite: Das eingeschränkte Gefühlsleben, die Angst vor Nähe, die Kontroll-, Macht- und Wettbewerbszwänge, das gehemmte sexuelle und affektive Verhalten, die Sucht nach Leistung und Erfolg, die unsorgsame Gesundheitspflege.

Dass Frauen heute nicht nur häufig wie Männer aussehen, sondern auch zunehmend »Männerkrankheiten« bekommen, wie Herz-Kreislauf-Probleme und Lungenkrebs, weist auf diese Form der »Emanzipation« hin.

Allerdings scheint es auch eine Gegentendenz der »Feminisierung« zu geben. Gemeint ist nicht die bei Männern gewiss häufiger als früher anzutreffende größere Sensibilität für Zwischenmenschliches und ein auch bei ihnen oft zu beobachtender Zuwachs an sozialer Kompetenz. Gerade im Hinblick auf die Präsentation des Körpers scheinen Männer heute die früher fast nur bei Frauen übliche Eigenart zu übernehmen, sich selbst mit den Augen der anderen zu taxieren. Voraussetzung ist das Vermögen, die äußere Erscheinung, aber auch einen Teil des Selbst zu verdinglichen und wie eine Ware den Bedürfnissen des Marktes auszuliefern. Auch in dieser Hinsicht könnte von »Emanzipation« geredet werden. Fraglich bleibt, ob dieser Begriff unter der Oberherrschaft von Fremdbestimmung noch Sinn hat.

Ausblick

Wer der gegenwärtigen Körpernarretei entgehen möchte, dem bleibt wohl keine andere Wahl, als sich mit alten Wahrheiten abzufinden. Dabei führt es kaum weiter, sich ins Marktgetümmel zu stürzen oder sich im Medienrummel zu verlieren.

Die Wahrheit ist, dass der Mensch nicht besonders perfektionierbar ist. Jemand ist vorübergehend schön. Herzlichen Glückwunsch. Jemandes »Body« befindet sich in Topform. Auch gut. Dennoch bleibt es dabei: selbst das geht vorüber. Auch das Jungsein verflüchtigt sich und die Gesundheit ebenfalls. Das war schon immer so und wird sich nicht ändern.

Wenn das jedoch die ganze Botschaft sein sollte, so bliebe nichts als Resignation. Und besser als diese wäre möglicherweise doch das Fitnessstudio.

Aber die Anerkenntnis einfacher Naturtatsachen könnte zugleich resistent machen. Denn wir haben gesehen, in welchem Ausmaß die Gegenwart den Menschen zu verschlingen droht. Das Versprechen, schön, stark, reich und insbesondere unsterblich zu machen, enthält zugleich die alte teuflische Versuchung: Nur wer seine Seele verkauft, darf auf eine solche Gegenleistung hoffen.

Hinter solcher Skepsis steht natürlich die Überzeugung, dass nicht alles beliebig ist und für Umsatzzwecke aus dem virtuellen Nirvana hervorgezaubert werden kann. Im Gegensatz dazu genügen oft schon die kleinen Wahrheiten, die man erfährt, wenn man genau hinsieht. Auch dass es Männer und Frauen gibt, gehört wohl dazu. Oder dass der Mensch ein wenig Stabilität benötigt, um sich wohl zu fühlen.

Nur: Wenn dies bereits »Wahrheiten« sind, die man in einem Buch darlegen muss, sieht es nicht besonders gut aus. Und der Körper? Der heilige Franz von Assisi nannte ihn seinen »Bruder Esel«. Das ist nicht sehr freundlich. Andererseits sollte man dem Körper lassen, was er braucht: Er braucht die Erlaubnis, anders sein zu dürfen. Anders, als es unseren Wunschphantasien entspricht. Weshalb muß er attraktiv, jung und immer fit sein? Er funktioniert ganz gut, auch wenn er »mangelhaft« ist, und manch einer fühlt sich selbst in hohem Alter körperlich ziemlich wohl. Man könnte sich vorstellen, dass diese Andersartigkeit guten Sinn hat. Vielleicht lohnt es sich, das anzuerkennen.

Anmerkungen

(1)   Zit. nach Freedman, S. 48

(2)   Posch, S. 95

(3)   Pope et. al. S. 185

(4)   Kaesler nach: Net.Doktor.de, 15.12.2000 online – vgl. Heilmann, S. 217f. –
        Pope et. al., S. 47

(5)   Gerlinghoff 1993, S. 74

(6)   Zit. nach Bohus, S.139

(7)   Zur Körper-Schema-Störung: Hennighausen 2001, Bohus 2001

(8)   Worm, S. 133

(9)   Pope et. al., S. 117

(10)   Pope et. al. passim

(11)   Neben dem heute wieder modischen Biologismus (der sogenannten »Sozio-
        biologie«) als eine Art Begleitmusik zur gleichzeitigen Ausbreitung des Neo-
        liberalismus lässt sich in der Psychotherapie eine Rückkehr zu verstärkt
        konservativen Erklärungsmustern beobachten, denen das Makrophänomen
        Gesellschaft stets suspekt war. Dabei wird der Blick gänzlich von den rea-
        len Bedingungsfeldern menschlichen Verhaltens abgezogen und auf magisch
        interpretierte Abhängigkeiten zwischen Einzelnen gelenkt. Das zur Zeit mo-
        disch sich ausbreitende »Familienstellen nach Bert Hellinger« ist hierfür ein
        Beispiel. Die von der Unübersichtlichkeit globaler Zusammenhänge irritier-
        ten Individuen erhalten hier handliche Pseudo-Erklärungen für ihre Lei-
        den. Der Mensch als »Ensemble gesellschaftlicher Verhältnisse« (Marx)
        wird ausgeblendet. Vgl. Goldner 2003

(12)   Drolshagen, S. 7

(13)   Vgl. Antonovsky 1979 – Antonovsky 1987 – Lamprecht et. al. 1994

(14)   Zur Attraktivitätsforschung und zu den in diesem Zusammenhang seltsa-
        men Körperidealen der Zeit insbesondere: Grammer 1995 – Henss 1992 –
        Wilson 1976 – Guggenberger 1997 – Freedman 1986 – Drolshagen 1995 –
        Grauer et. al. 1987

(15)   Psychologie Heute 8/01 – NZZ Folio, Die Zeitschrift der Neuen Züricher
        Zeitung, folio/archiv/1997/04 online

(16)   Drolshagen, S. 58

(17)   Golemann, S. 24

(18)   Schlottke et. al., S. 105

(19)   Vgl. Grammer, S. 207ff. – Henss, S. 244

(20)   Guggenberger, S. 210

(21)   Dowling, S. 90

(22)   Warenästhetik oder Ästhetik als Ware sind noch nicht genügend untersucht

worden. Dabei sollte die Frage im Mittelpunkt stehen, in welchem Ausmaß Verkaufs- und Kaufinteresse den ästhetisch bewerteten Gegenstand überhaupt erst konstituieren. Schönheit außerhalb der marktmäßig gestifteten Zusammenhänge und damit des wirtschaftlichen Interesses wird heute offenbar kaum mehr hervorgebracht. Verdienstvoll hierzu immer noch Haug 1971

(23) Berger, S. 38f.

(24) Riesman et. al. 1965

(25) Unter »Pornographie« sollen hier Darstellungen verstanden werden, sofern sie ausschließlich zum Zweck der sexuellen Erregung präsentiert werden. Freilich lässt sich in jedem Einzelfall auch unter Zugrundelegung dieser Definition darüber streiten, ob eine Darstellung »pornographisch« ist oder nicht. Neben der eigenartig abschätzigen und gelegentlich herabwürdigenden Weise, in welcher Mädchen in »FHM« dargeboten werden (was für sich noch kein Zeichen für Pornographie wäre), ist es in erster Linie der »Aufforderungscharakter« der Fotografien in »FHM«. Er drückt sich neben Bekleidung und Pose zum Beispiel in der Tatsache aus, dass Mädchen in »FHM« stets direkt in die Kamera blicken, was sie mit abgebildeten Frauen in unstrittiger Pornographie gemeinsam haben. Im Zusammenhang mit einem bestimmten Gesichtsausdruck ist dies ein eindeutiges sexuelles Signal. In Zeitschriften für Mädchen findet man den direkten Blick in die Kamera wesentlich seltener.

(26) Henss, S. 205ff.

(27) Hochinteressante und ausführliche Informationen zu derartigen Plänen finden sich im Internet unter www.transhumanismus.de

(28) Dowling 1988

(29) Freedman, S. 185

(30) Heilmann 9f. – Zum Thema Ess-Störungen gibt es viel Literatur. Allerdings wurden die gesellschaftlichen Bedingungen dieses sehr offensichtlich »historischen« Phänomens eher am Rande untersucht. Am meisten noch von Hilde Bruch 1991 – Herangezogen wurde u. a. folgende Literatur: Gerlinghoff et. al. 1988 – Gerlinghof 1990 – Gerlinghoff et. al. 1993 – Weber et. al. 1989 – Das Zitat stammt aus: Heilmann 1998, S. 18

(31) Buchkremer 1972

(32) Kipnis, S. 119

(33) Guggenberger, S. 146

(34) Helfferich, S. 155

(35) Barloewen von 1998, S. 30

(36) Hier wird auf den Titel des folgenden Buches angespielt: »Das ganz normale Chaos der Liebe« von Ulrich Beck und Elisabeth Beck-Gernsheim, vgl. Beck 1990. Dieses Buch zeigt sehr interessant die gesellschaftliche »Unmöglichkeit« der modernen Paarbeziehung, deren Problematik ja nicht so sehr aus den Charakterschwächen der Beteiligten resultiert, sondern aus Span-

nungen und Verwerfungen des sozialen und wirtschaftlichen Bedingungsge-
füges.

(37) Gerlinghoff 1993, S. 71ff.

(38) Christlieb 1981, S. 125 – 148

(39) Durch das Blättern in bebilderten Kunstgeschichten lässt sich der Wandel
der Körperideale gut nachvollziehen. Von den zahlreichen Einzeldarstellun-
gen dieses Wandels sollen hier genannt werden: Grauer et. al. 1987 – Wagner 1999, S. 101-123 – Christlieb 1981 – Posch 1999, S. 37 – 48 – Koppetsch
2000 – Zum Thema Dicksein: Kipnis 1995, S. 111 – 130 – Zwaan 2000 –
Zum Thema Diäten insbesondere: Worm 1998

(40) Kipnis, S. 121f.

(41) Worm, S. 100f.

(42) Wolf, S. 78

(43) Worm, S. 206

(44) Zur Situation des Menschen als »Arbeitnehmer« in einer Gesellschaft ohne
Arbeit insbesondere: Nickel et. al. 1998 – Brieskorn 1999 – Sennett 2000

(45) Beck in: Nickel, S.87

(46) Zit. nach: Opaschowski, S. 30

(47) Enzensberger 1964

(48) Eisenberg, S. 45 – Zur Frage des anthropologischen Zusammenhangs von
notwendiger Orientierung und seelischer Stabilität sind die Forschungen
der Psychoanalytiker Erik H. Erikson, Abraham Maslow und Erich
Fromm von besonderer Bedeutung. Unter den Anthropologen weist besonders Arnold Gehlen darauf hin, dass der Mensch auf orientierende »Institutionen« angewiesen ist, die ihm Entlastung bringen, damit er lebensfähig ist.

(49) Helfferich, S. 155f.

(50) Opaschowski a. a. O.

(51) Szasz, Thomas, Geisteskrankheit – ein moderner Mythos? Grundzüge einer
Theorie des persönlichen Verhaltens, Olten/Freiburg i. Br. 1972 – Szasz gehört zu einer Reihe von Psychiatern, die man als »Interaktionisten« bzw. als
»Konstruktivisten« bezeichnen könnte. In Übereinstimmung mit neueren
Ansätzen der Persönlichkeitstheorie versuchen sie die Vernetzung des Individuums mit dem sozialen Umfeld gebührend zu würdigen. Eine als see-
lisch »krank« bezeichnete Verhaltensweise ist für sie nicht simpel Ausdruck
einer fixen Eigenschaft des Individuums. Ins Blickfeld tritt die Tatsache,
dass Verhaltensweisen von Menschen gemeinsam »aufgebaut« werden, also
ins Feld der »*gesellschaftlichen* Konstruktion der Wirklichkeit« gehören. In
dieser Sicht kann z. B. auch Magersucht als eine *gemeinsame* »Erfindung«
der Gegenwart bezeichnet werden.

(52) Antonovsky 1979 – Ders.:1987 – Lamprecht et. al. 1994

(53) Vgl. insbes.: Fromm 1978 und Fromm 198

(54) Kreikebaum1999

(55) Fend, S. 139

(56) Luca 1998, passim

(57) Zit. nach Posch, S. 57

(58) Online-Information

(59) Online-Information

(60) Zu G.I. Joe vgl. Pope et. al. S. 62ff.

(61) Schnack/Neutzling 1999, S. 52ff.

(62) Horst Eberhard Richter hat die »Aufblähungen« der Gegenwart in vielen seiner Bücher thematisiert, insbesondere in »Der Gotteskomlex« (1980). Dass die Großmannssucht des modernen Individuums zugleich eine nachweisbar krank machende Orientierung ist, zeigt er beispielsweise in: Richter 1974, S. 39ff.

(63) Meschnig, S. 40

(64) Die Theorie der »falschen Bedürfnisse« wurde besonders von Herbert Marcuse in seinem Buch »Der eindimensionale Mensch« vorgestellt. Bedürfnisse sind dann »falsch«, wenn sie letztlich die Aufrechterhaltung eines im Ganzen irrationalen Zustandes begründen, d. h. wenn sie, statt zur Befreiung der Individuen beizutragen, deren Knechtung vermitteln. Von »falschen Bedürfnissen« kann also sinnvoll nur ihm Rahmen einer Gesamttheorie der Gesellschaft und der Antizipation einer möglichen besseren Weise des Zusammenlebens gesprochen werden.

(65) Vgl. insbes. Maslow 1996 und ders. 1997

(66) Zit. nach Posch, S. 99

(67) Drolshagen, S. 233

(68) Grammer, S. 164ff.

(69) Grammer, S. 171

(70) Guggenberger, S. 107

(71) Online-Informationen

(72) Orbach 2001

(73) Die weite Verbreitung von Kokain in unserer Gesellschaft ist bezeichnend. Viele Geldscheine sollen Spuren von Kokain aufweisen. Kokain wirkt aufputschend und vermittelt die Illusion, »der Größte« zu sein. Insofern sind Kokain und ähnlich wirkende Drogen, obgleich sie verboten sind, durchaus »affirmative« Drogen, d. h. sie verstärken die generell heute als funktional angesehenen Verhaltensdispositionen. Der Skandal um den Fernsehmoderator und stellvertretenden Vorsitzenden des Zentralrats der Juden in Deutschland, Michel Friedman, im Sommer 2003 zeigte, dass gerade als besonders erfolgreich angesehene Personen sich möglicherweise nicht selten mit Lifestyle-Drogen dopen, um jene Rolle spielen zu können, die ihnen Wettbewerbsvorteile verschafft. Das Exzessive der marktwirtschaftlich stimulierten Leistungskultur wird auch hieran deutlich. Die Konkurrenzschlacht um das eindrucksvollere Image führt auch hier zu gewissermaßen

»virtuellen« Ergebnissen, jedenfalls wenn man wie im Sport davon ausgeht, dass Leistungen und Verhaltensweisen, die durch Doping zustande gekommen sind, eigentlich nicht dem Spektrum menschlicher Normalität zuzurechnen sind.

(74) Versch. Online-Informationen

(75) Worm, S. 135

(76) Zit. nach arte-tv online 2000

(77) Alvarez zit. nach »General-Anzeiger«, Bonn online, 2001

(78) Zit. nach Helfferich, S. 160

(79) Sennett 2000

(80) Über Fechner: Waldrich 1993, S. 12 – 37

(81) Rose 1994, S. 37

(82) Elias 1981, 1982

(83) Orbach a. a. O.

(84) Beck 1991, S. 5f.

(85) Badinter, S. 14

Literatur

Antonovsky, Aron, Health, Stress an Coping, San Francisco, 1979

Antonovsky, Aron, Unraveling the Mystery of Health, How People Manage Stress and Stay Well, San Francisco 1987

Badinter, Elisabeth, Ich bin Du, Die neue Beziehung zwischen Mann und Frau oder die androgyne Revolution, 3. Aufl. München-Zürich 1988

Barloewen von, Constantin, Der Mensch im Cyberspace, Vom Verlust der Metaphysik und dem Aufbruch in den virtuellen Raum, München 1998

Beck, Ulrich, Beck-Gernsheim, Elisabeth, Das ganz normale Chaos der Liebe, Frankfurt/M 1990

Beck, Ulrich, Jenseits von Frauen- und Männerrolle oder: Die Zukunft der Familie, in: Universitas 1/1991, S. 1 – 9

Berger, John, Sehen, Das Bild der Welt in der Bilderwelt, Reinbek 2000

Biesalski, H.-K., Fürst, Peter, Kasper, Heinrich et. al. (Hg.), Ernährungsmedizin, Stuttgart, New York 1995

Bohus, Martin, Der Kampf um die Kontrolle des Körpers – Zum Verständnis von Selbstverletzungen bei Borderline-Störungen, in: Illhardt 2001, S. 139 – 150

Brieskorn, Norbert/Wallacher, Johannes, Arbeit im Umbruch, Sozialethische Maßstäbe für die Arbeitswelt von morgen, Stuttgart, Berlin, Köln 1999

Bruch, Hilde, Essstörungen, Zur Psychologie und Therapie von Übergewicht und Magersucht, 7. Aufl. Frankfurt/M 1991

Buchkremer, Hansjosef, Ehrgeiz, Stuttgart, Berlin, Köln, Mainz 1972

Christlieb, Wolfgang, Das mollige Wesen in der Kunst, in: Schönberger, Margit, Höhne, Anita, Wir sind rund – na und? Ein Plädoyer für die mollige Frau, München/Zürich 1981, S. 125- 148

Diallo-Ginstl, Erika (Hg.), Ernährungsmedizin, Wien 2000

Dowling, Colette, Perfekte Frauen, Die Flucht in die Selbstdarstellung, Frankfurt/M 1988

Drolshagen, Ebba, Des Körpers neue Kleider, Die Herstellung der weiblichen Schönheit, 2. Aufl. Frankfurt/M 1995

Eisenberg, Götz, Amok – Kinder der Kälte, Über die Wurzeln von Wut und Hass, Reinbek 2000

Elias, Norbert, Über den Prozess der Zivilisation, Soziogenetische und psychogenetische Untersuchungen, Erster Band: Wandlungen des Verhaltens in den weltlichen Oberschichten des Abendlandes, 8. Aufl. Frankfurt/M 1981

Elias, Norbert, a. a. O., Zweiter Band: Wandlungen der Gesellschaft, Entwurf zu einer Theorie der Zivilisation, 8. Aufl. Frankfurt/M 1982

Enzensberger, Hans Magnus, Einzelheiten I, Bewusstseins-Industrie, Frankfurt/ 1964

Faux, D. Sch. (Hg.), Schönheit, Eine Kulturgeschichte des 20. Jahrhunderts, München 2000

Fend, Helmut, Die Entdeckung des Selbst und die Verarbeitung der Pubertät, Entwicklungspsychologie der Adoleszenz in der Moderne, Band III, Bern, Göttingen et. al. 1994

Freedman, Rita J., Die Opfer der Venus, Vom Zwang, schön zu sein, Zürich 1986

Fromm, Erich, Psychoanalyse und Ethik, Frankfurt/M, Berlin, Wien 1978

Fromm, Erich, Wege aus einer kranken Gesellschaft, Ein sozialpsychologische Untersuchung, Frankfurt/M, Berlin, Wien 1982

Gerlinghoff, Monika, Backmund, Herbert, Mai, Norbert, Magersucht, Auseinandersetzung mit einer Krankheit, München – Weinheim 1988

Gerlinghoff, Monika, Magersüchtig, Eine Therapeutin und Betroffene berichten, 3. Aufl. München 1990

Gerlinghoff, Monika, Backmund, Herbert, Mai, Norbert, Magersucht und Bulimie verstehen und bewältigen, Weinheim, Berlin 1993

Gilbert, Sara, Morgen werde ich schlank sein, Diät und Psyche, Hamburg 1991

Goldner, Colin (Hg.), Der Wille zum Schicksal, Die Heilslehre des Bert Hellinger, Wien 2003

Gosmann, Ulla, Sind Sie ganz sauber ?, Körperkult als Seifenoper, in: Psychologie Heute, August 1996, S. 64 – 67

Grammer, Karl, Signale der Liebe, Die biologischen Gesetze der Partnerschaft, München 1995

Grauer, Angelika, Schlottke, Peter F., Muß der Speck weg? Der Kampf
ums Idealgewicht im Wandel der Schönheitsideale, München
1987

Guggenberger, Bernd, Einfach schön, Schönheit als soziale Macht,
München 1997

Haug, Wolfgang Fritz, Kritik der Warenästhetik, Frankfurt 1971

Heilmann, Hanne-Lore, Schütte, Gisela, Aber bitte mit Sahne! Ab-
schied vom Schlankheitswahn, Bergisch Gladbach 1998

Helfferich, Cornelia, Jugend, Körper und Gesellschaft, Die Suche nach
sexueller Identiät, Opladen 1994

Hennighausen, Klaus, Schulz, Eberhardt, Anorexia nervosa, Körper-
schema und Schönheitsideale, in: Illhardt, S. 80 – 91

Henss, Ronald, »Spieglein, Spieglein an der Wand«, Geschlecht, Alter
und physische Attraktivität, Weinheim 1992

Illhardt, Franz Josef (Hg.), Die Medizin und der Körper des Menschen,
Bern, Göttingen, Toronto, Seattle 2001

Kaufmann, Jean-Claude, Frauenkörper – Männerblicke, Konstanz
1996

Kipnis, Laura, Die kulturellen Implikationen des Dickseins, in: Marie-
Luise Angerer (Hg.), The Body of Gender, Körper, Geschlechter,
Identitäten, Wien 1995, S. 111 – 130

Koppetsch, Cornelia (Hg.), Körper und Status, Zur Soziologie der
Attraktivität, Konstanz 2000

Kreikebaum, Susanne P., Körperbild, Körperzufriedenheit, Diätverhal-
ten und Selbstwert bei Mädchen und Jungen im Alter von sieben
bis dreizehn Jahren: Eine interkulturelle Vergleichsstudie (USA –
D) und Längsschnittuntersuchung (D), Philosophische Fakultät
der Universtität zu Köln, 1999

Lamprecht, F./ Johnen, R. (Hg.), Salutogenese, Ein neues Konzept in
der Psychosomatik? Kongressband der 40. Jahrestagung des
Deutschen Kollegiums für Psychosomatische Medizin, Frank-
furt/M 1994

Luca, Renate, Medien und weibliche Identitätsbildung, Körper, Sexualität und Begehren in Selbst- und Fremdbildern junger Frauen, Frankfurt/New York 1998

Marcuse, Herbert, Der eindimensionale Mensch, Studien zur Ideologie der fortgeschrittenen Industriegesellschaft, Neuwied/Berlin 1972

Maslow, Abraham H., Motivation und Persönlichkeit, Reinbek 1996

Maslow, Abraham, Psychologie des Seins, Ein Entwurf, Frankfurt/M 1997

Merta, Sabine, Kulturphänomen einer Wohlstandsellschaft, »Weg mit dem Fett«, Wege und Irrwege zur schlanken Linie, in: Der Bürger im Staat, hrsg. v. d. Landeszentrale für politische Bildung Baden-Württemberg, H. 4/2002, S. 200 – 207

Meschnig, Alexander, Markenmacht, Hamburg 2002

Mikulka, Gerold, Stroebe, Wolfgang, Theorien und Determinanten der zwischenmenschlichen Anziehung, in: Amelang, Manfred, Ahrens, Hans-Joachim, Bischoff, Hans-Werner (Hg.), Attraktion und Liebe, Formen und Grundlagen partnerschaftlicher Beziehungen, Göttingen, Toronto, Zürich 1991, S. 61 – 104

Morris, Desmond, Körpersignale, Bodywatching, München 1985

Nickel, K.-G./Radermacher, F. J. (Hg.), Arbeitswelt und Globalisierung, Mit neuen Arbeitsformen die globale Herausforderung annehmen, Tagungsband zum 10. Bodenseeforum 1996, Ulm 1998

Opaschowski, Horst W., Macht Geschwindigkeit glücklich? Zukunftsperspektiven von Freizeitverhalten, Mobilität und Schnellebigkeit, in: Im Rausch der Geschwindigkeit, hrsg. v. Heidelberger Club für Wirtschaft und Kultur e.V., Heidelberg/New York 1999

Orbach, Susi, »Wir exportieren Körperhass«, Interview in Frankfurter Rundschau, Magazin, 25. August 2001

Pope Jr, Harrison G., Phillips, Katharina A., Olivardia, Roberto, Der Adonis-Komplex, Schönheitswahn und Körperkult bei Männern, München 2001

Posch, Waltraud, Körper machen Leute, Der Kult um die Schönheit, Frankfurt/M, New York 1999, S. 37 – 48

Pudel, Volker, Westenhöfer, Joachim, Ernährungspsychologie, 2. Aufl. Göttingen, Bern etc. 1991

Richter, Horst E., Lernziel Solidarität, Reinbek 1974

Richter, Horst E., Der Gotteskomplex, Reinbek 1980

Riesman, David, Denney, Reuel, Glazer, Nathan, Die einsame Masse, Eine Untersuchung der Wandlungen des amerikanischen Charakters, Reinbek 1965

Rodin, Judith, Die Körper-Falle, in: Psychologie Heute, Juli 1993, S. 20 – 25

Rose, Lotte, »Ich bin Stolz auf meinen durchtrainierten Körper«, in: Psychologie Heute Juni 1994, S- 32 – 37

Schmerl, Christiane, Frauenzoo der Werbung, Aufklärung über Fabeltiere, München 1992

Schmidt, Gunter, Sexuelle Verhältnisse, Über das Verschwinden der Sexualmoral, Hamburg 1998

Schnack, Dieter, Neutzling, Rainer, Kleine Helden in Not, Jungen auf der Suche nach Männlichkeit, Reinbek 1999

Seid, R. P., Never Too Thin, Why Women are at War with Their Bodies, New York, London, Toronto, Sydney, Tokyo, 1988

Sennett, Richard, Der flexible Mensch, Die Kultur des neuen Kapitalismus, 3. Aufl. Berlin 2000

Stemmler, Theo (Hg.), Schöne Frauen – Schöne Männer, Literarische Schönheitsbeschreibungen, 2. Kolloquium der Forschungsstelle für europäische Literatur des Mittelalters, Mannheim 1988

Szasz, Thomas, Geisteskrankheit – ein moderner Mythos? Grundzüge einer Theorie des persönlichen Verhaltens, Olten/Freiburg i. Br. 1972

Wagner, Wolf, Gesellschaftlicher Wandel und Körperideal, in: Hessel, Aike, Geyer, Michael, Brähler, Elmar (Hg.): Gewinne und Verluste sozialen Wandels, Globalisierung und deutsche Wiedervereinigung aus psychosozialer Sicht, Opladen, Wiesbaden 1999, S. 101 – 123

Waldrich, Hans-Peter, Von wegen weiße Weste, Das Ende der Moral in der Kommerz-Gesellschaft, Freiburg 1985

Waldrich, Hans-Peter, Grenzgänger der Wissenschaft, München 1993

Weber, Gunthard, Stierlin, Helm, In Liebe entzweit, Ein systemischer Ansatz zum Verständnis und zur Behandlung der Magersuchtsfamilie, Reinbek 1989

Wilson, Glenn, Nias, David, Erotische Anziehungskraft, Psychologie
    der sexuellen Attraktivität, Frankfurt/M, Berlin, Wien 1976
Wolf, Noami, Der Mythos der Schönheit, Reinbek 1990
Worm, Nicolai, Diätlos glücklich, Abnehmen macht dick und krank.
    Genießen ist gesund, Bern und Stuttgart 1998
Zwaan de, Martina, Psychologische Diskussion bei Adipositas, in:
    Widhalm, Kurt/Diallo-Ginstl, Erika (Hg.), Ernährungsmedizin,
    Wien 2000

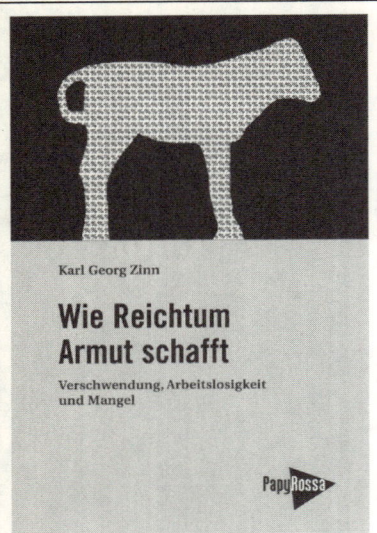
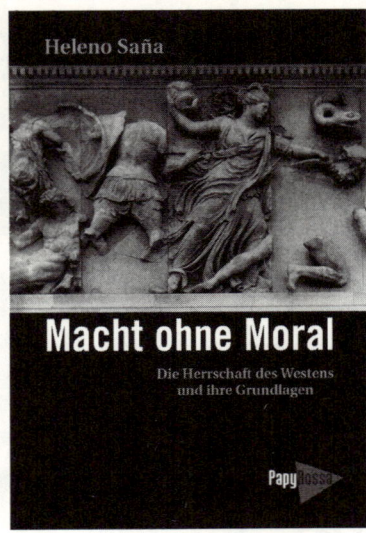